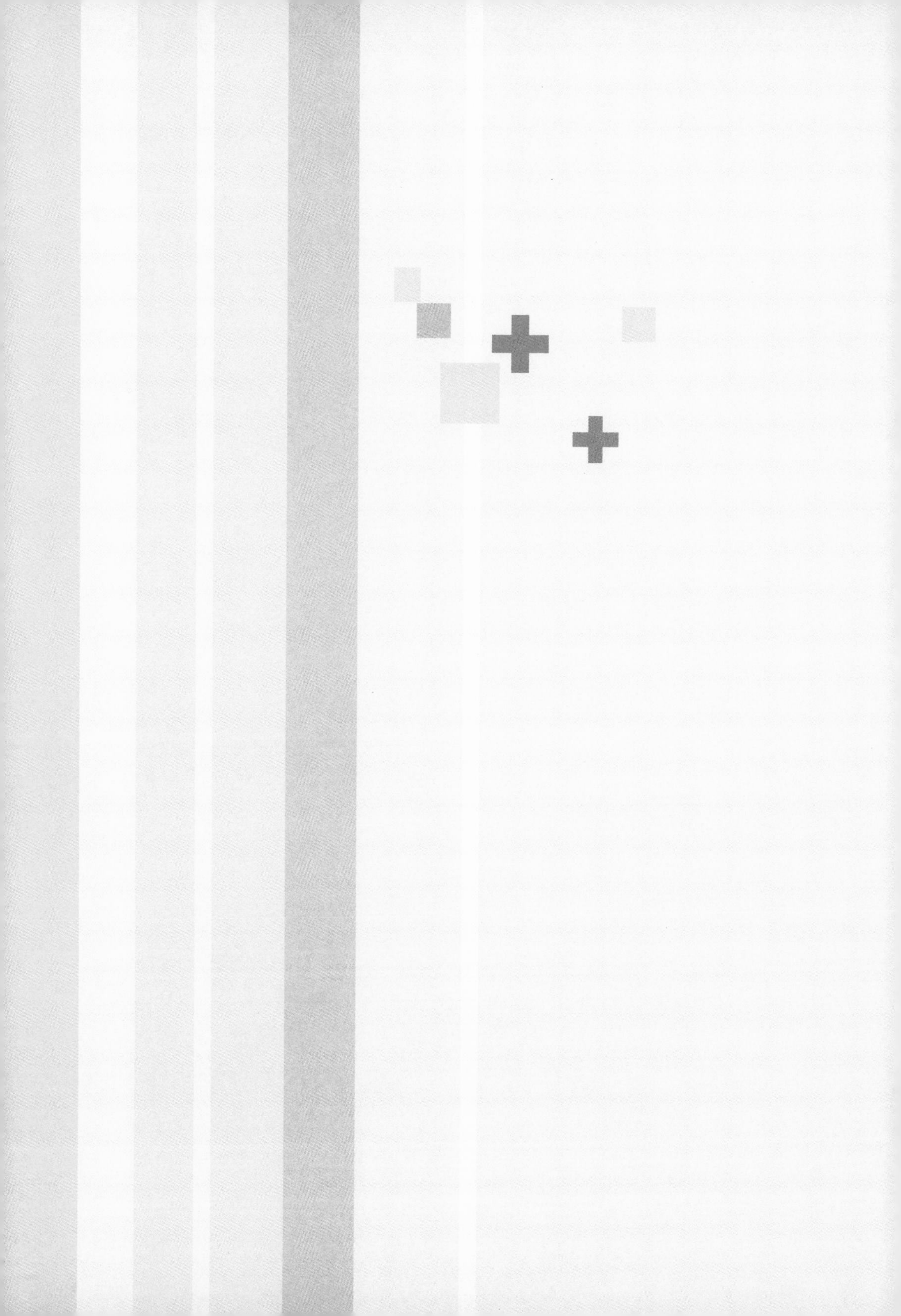

——腎好，青春不衰！——

跟著醫師學養腎

推薦序

瞭解腎病新知的最佳工具書

以前，在腎臟病衛教演講時，提出「腎病預防三三三」的口號，以利記誦。

三個病——感染疾病（上呼吸道，下泌尿道），高血壓，糖尿病。

三個物——適量飲水，少量用鹽，少量用油。

三件事——定期檢查，固定醫師，瞭解腎病新知。

此書可作為「瞭解腎病新知」的工具書。其從腎臟的生理病理變化，談及腎臟病的預防觀念，更深入日常飲食、起居應注意之處，並兼及中醫針灸、按摩的觀念和方法，中西結合，可謂完備。

二〇〇七年腎臟醫學會黃秋錦理事長提及，台灣未來發生慢性腎炎的病患將占全人口的百分之十（亦即二百三十萬人），不可不防。此書當有助益。

「預防勝於治療」，如何得知「預防之法」、「治療方向」，皆可於書中查到參考方向，故樂於推薦。

鍾文冠 醫師

畢業於中國醫藥學院中國醫學研究所，曾任中國附設醫院內科部腎臟科主任、中華民國腎臟醫學會理事、中華民國中醫內科醫學會理事長、台灣透析（洗腎）協會理事長、中國醫藥大學部定講師、血液淨化醫學會常務理事、中西整合醫學會常務理事，現為鴻仁堂中醫診所院長。

前言

男人青春&女人美麗的根源

腎臟俗稱「腰子」，是人體重要的排泄器官，對於維持人體正常的生理代謝有十分重要的作用，國際腎臟權威史密斯醫師曾於一首短詩上提過：「骨頭可斷裂，肌肉可萎縮，腺體可腐爛，皆對生命沒有影響，可是腎臟一旦衰竭，骨頭、肌肉與腺體都無法繼續工作。」由此可見腎臟的重要性。

隨著社會的發展，人們生活觀念的改變，生活節奏的加快，多種腎臟病危險因素逐年增加，患者逐漸增多，長期危害人們的健康，亦為世界所公認的疑難頑症。尤其是尿毒症，被人們稱為第二癌症，它是各種慢性腎臟病中，會致使腎功能惡化、衰竭的終末階段，最後還容易導致心肺功能衰竭，造血機能受損。由於人們對早期腎臟病觀念淡薄，忽視治療，致使某些患者病情惡化，造成嚴重後果。所以，腎臟病的早期發現和在急性期中加以控制就顯得相當重要。

患上腎臟病雖是痛苦和不幸的，但仍是可治療，甚至臨床上是能治癒的，千萬毋須悲觀，但也不能因為有時症狀有所減輕，就忽視甚至放棄了治療，更不能諱疾忌醫，應積極配合醫生進行治療和自我康復，就一定能夠重新享受美好的生活。

為了幫助腎臟病患者配合醫生的治療戰勝疾病，本書介紹了關於腎臟與腎臟疾病的重要常識與保健觀念，希望能夠對腎臟病患者在恢復和改善腎功能上，提供積極且有效的幫助。

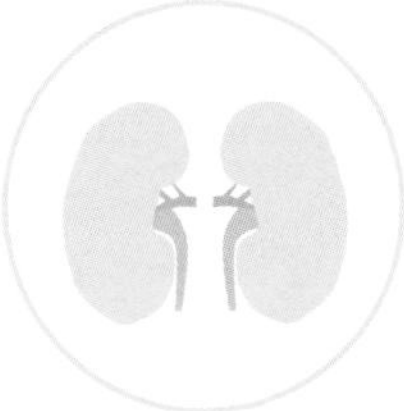

Contents

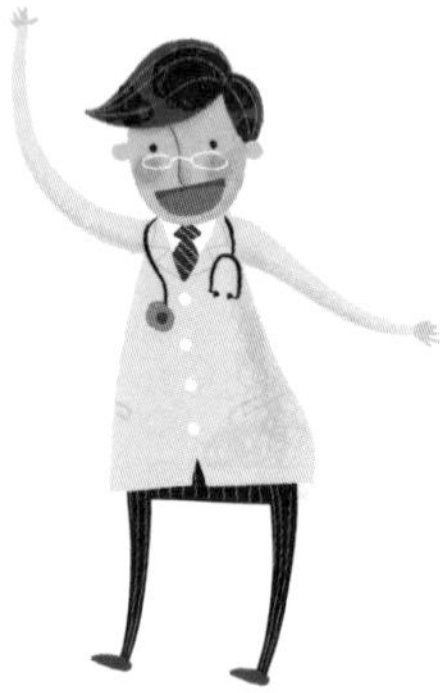

part 2

你應該知道的腎臟Q&A

part 3 保養腎臟，從日常做起

part 4 腎臟患者的飲食之道

part 5 中醫養腎與保健之道

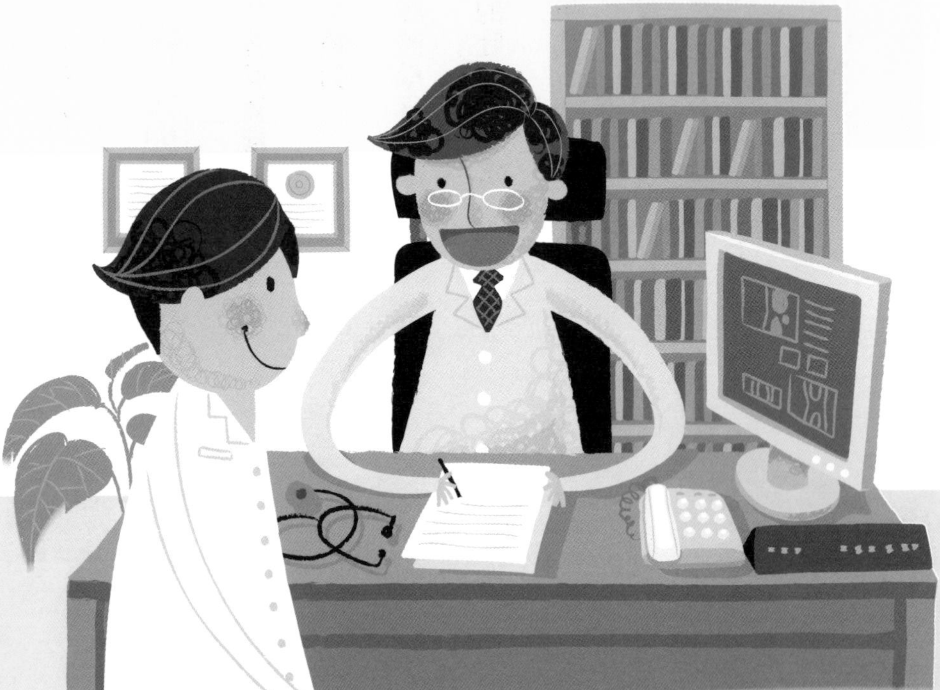

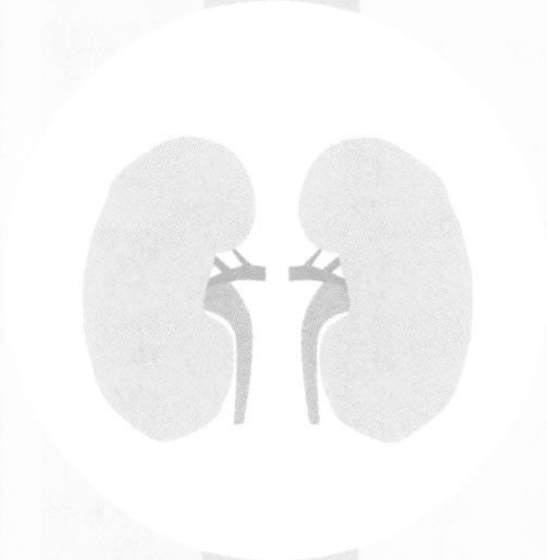

Part 01

腎臟與腎臟疾病

好的腎臟能幫助我們養精蓄銳、青春抗老化，
究竟腎臟有什麼功能？又對人體有什麼作用？
就讓我們一起來看看。

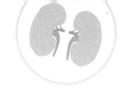

你該瞭解的腎臟構造與功能

＊腎臟的構造

腎臟在人體的哪裡？能立刻回答的人不少，但真的能指出精確位置的人大概不多。

腎臟位於腹膜後脊柱的左右兩側。形狀像蠶豆，左右各有一個。正常成人男性的每個腎臟約重一百二十至一百七十公克，大小約一一×

腎臟的位置和構造

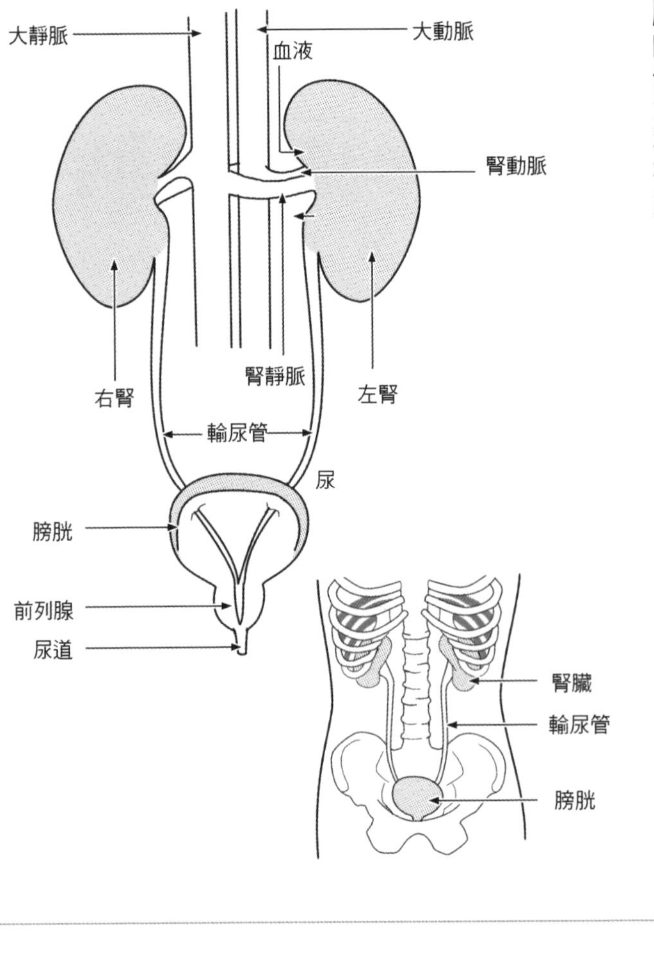

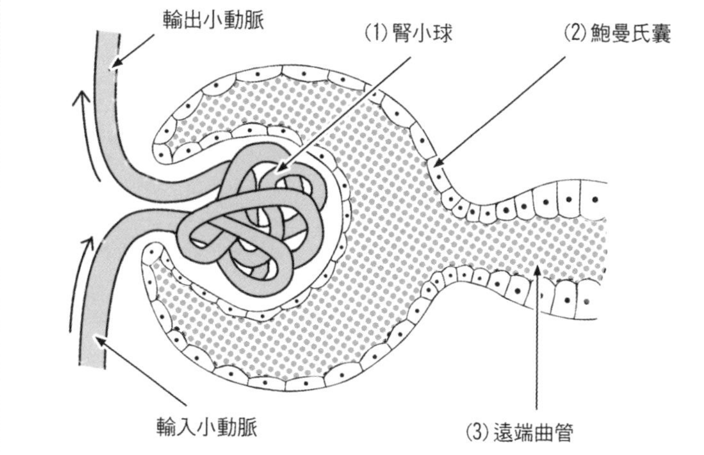

六×二．五公分，約相當於握起的拳頭大小，女性較男性稍小。

腎臟的內側中部凹陷稱為腎門，為「腎盂」，腎的血管、神經、淋巴管等進出腎的門戶，這些出入腎的結構總稱為「腎蒂」。如果把腎臟從縱軸切開，可看到兩層。外層為腎皮質，厚約一公分，顏色較髓質稍淺，肉眼可見許多細小紅色點狀顆粒，即腎小體（其內的血管球即為腎小球）。內層為腎髓質，由六至十五個腎錐體組成，厚約二．五公分，呈暗紅色，內有許多細小條紋，即腎小管。腎小體與腎小管相連，稱為腎單位。

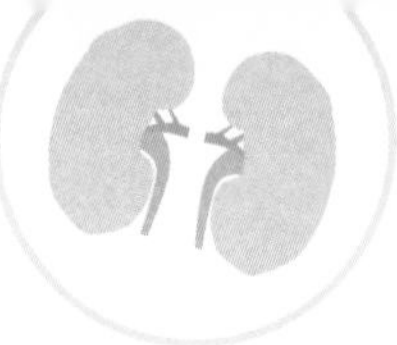

* 腎臟的生理功能

排泄器官

主要生理功能是生成尿液，藉以排泄廢物及毒物。

1.

酸鹼平衡

同時藉重吸收功能保留對機體有用物質，調節水、電解質及酸鹼平衡。

2.

內分泌器官

能分泌多種激素，最重要的是促紅血球生成素（EPO），刺激骨髓紅血球增生、分化，促進血紅蛋白合成。腎臟的排泄功能及內分泌功能相輔相成，協同作用，維持機體內環境的穩定，使新陳代謝正常進行。

3.

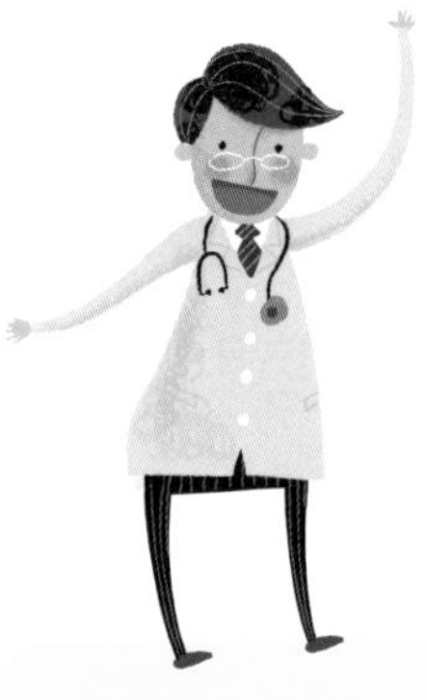

調節血壓

腎臟產生的腎素讓身體增加鹽分，上升血壓；此外，前列腺素，會使血壓下降。

4.

強化骨質

人體經由太陽照射後增加的維生素D，需要在腎臟轉成可使用的維生素D，才能強化骨骼。

5.

如何自我檢測腎臟問題？

＊腎臟病的危險徵兆

瞭解腎臟病的危險徵兆，對於能早期發現腎臟病十分重要。大部分腎臟病皆屬慢性疾病，是在不知不覺間進行的。通常當我們發覺極度不適時，多半已經演變成相當棘手的病症。由於腎臟病沒有明顯的自覺症狀，所以一般而言無法清楚掌握發病時期。腎臟病發病時多數會出現以下前兆：

1. 感冒症狀

一般普通感冒二至三天就會痊癒，但卻反常地拖了很久。

2. 排尿異常

1.常常出現淡色的尿。
2.連續是紅茶或咖啡色的尿。
3.無疼痛感卻出現血尿，或尿液混雜著血塊。
4.運動後出現血尿。
5.夜間起床排尿二至三次以上。
6.尿液有不易消失的細小泡沫。
7.尿液有酸甜的味道。

3. 容易感到疲倦，感覺眼皮重、浮腫或鬱悶等症狀。

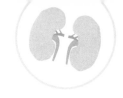

＊腎臟病的自我檢查

腎性浮腫

浮腫是內臟產生異常的一種警告。

不妨注意臉上的小皺紋是否消失，如眼部周圍的細小皺紋是否因浮腫而不見了；或以手指去觸壓小腿骨的部分，手指壓凹陷處，如很久才會恢復，就要去醫院檢查是否得了急性腎炎。腎功能不全時，會出現患者的雙足、腹部、胸膜等處水分積留，最後造成全身性浮腫。值得注意的是，不僅僅是腎臟疾病會引起水腫，慢性心功能不全、肝硬化、甲狀腺功能低下等也可能引起浮腫，要注意鑒別。

尿量及尿的性狀是否異常

正常人一日的排尿量約一千至一千五毫升，次數四至八次為正常。以下為排尿異常的種類：

- **尿頻：**常有頻繁的尿意，每次排尿量很少，但全天排尿總量大致正常。可能腎臟、膀胱、前列腺或尿道等有炎症刺激。尿量一日兩千五百毫升以上：可能是慢性腎臟病、糖尿病等現象。

- **少尿**：一日四百毫升，此為急性腎炎、急進性腎炎或急性腎功能不全的症狀。
- **夜間多尿**：夜間要上好幾次廁所，有可能是高血壓致腎小管功能不全，或慢性腎炎、前列腺肥大等症狀。
- **尿崩症**：排尿量一日在五千至一萬毫升，大約每三十分鐘就要上一次廁所。
- **蛋白尿**：和腎臟病的關係很密切，但是蛋白尿嚴重的程度不能作為判斷疾病輕重的指標。生理性的蛋白尿和疾病無關，劇烈的運動後、酷寒時或情緒激動後，皆會有此現象，並非腎臟病症狀。
- **血尿**：是腎臟病非常重要的症狀。血尿的觀察有兩種方法，一為肉眼血尿，即可直接目測的尿色發紅；一為鏡下血尿，即在顯微鏡下才能看見尿中含有紅血球，以上皆為腎炎、腎癌、膀胱炎、結石等會出現的症狀。

  此外，如遇扁桃腺每次發炎便出現血尿，此乃屬於年輕人常見的免疫球蛋白A型腎炎，或一種目前仍原因不明的特發性腎出血。
- **尿的顏色**：淡啤酒色又透明是正常尿液。如呈混濁顏色，即可能為混雜了細菌、紅血球、白血球或大量結晶的等情況。
- **膿尿**：白血球增多，尿液混濁，有可能是膀胱炎或急性腎盂腎炎。

腎臟病是否會腰背疼痛

如腰部出現沉重感，有可能為腎積水或多囊腎的症狀，腎臟會逐漸腫大。如果是腰背部陣發性絞痛，並有可能向陰囊、大腿等處放射時，則有可能是腎結石在輸尿管或尿道中通過時摩擦損傷管壁所致。如患有腎盂腎炎或急性腎炎時，就會出現腰部持續性劇痛。如為排尿時產生的劇痛感，則可能是膀胱炎或尿道炎。

•疲倦或頭疼

在感冒或扁桃腺炎的一至二週之後，如全身乏力，或開始頭痛，有可能是得了急性腎炎。渾身無力又呈現浮腫症狀，同時臉色不好，有罹患慢性腎炎之虞。或突如其來的頭痛，則可能是腎臟病造成的高血壓所致，如出現頭痛、眼花、心悸與失眠情形時，務必儘快去看醫生。

•臉色不佳

如出現臉色不好、印堂發黑情形必須特別留意。臉色青白、皮膚缺乏光澤，有可能為浮腫和貧血引起，可能是急性腎炎或腎臟病症候群。皮膚發黑，則可能是慢性腎臟病發展到晚期的表現，腎功能降到正常的百分之十以下，體內毒物無法排出，積留於體內，這樣形成的面色中醫稱「黧黑」。

・看近距離的物品吃力

平日應多注意視力的變化，如果連閱讀報上的文字都覺得吃力，就得去檢查。腎臟病也會造成視力障礙。其形成是腎臟病引起血壓上升，影響到視網膜，以致眼底發生變化。

腎臟不好，會有什麼臨床症狀？

有些病人初次到腎內科就診，就得到了「慢性腎臟疾病晚期」（ESRD，end-stage renal dis.）的診斷。這是為什麼呢？因為腎臟疾病的臨床表現雖然多種多樣，但多不特別，病人在得病的初期可沒有任何不舒服的感覺，即使稍感不適也多不容易引起注意，比如晨起眼瞼浮腫、勞累後雙下肢輕度浮腫、貧血、食欲下降、腰部痠脹感、腿軟、骨疼等；也通常不會留意自己尿的顏色是否加深，尿中有無泡沫，尿量是否有變化等。相當多的病人在腎臟內科以外的科別就診或自行服藥治療多年，甚至有些病人根本不知道自己有腎臟病，也從未看過病，而第一次知道自己患了腎臟病，就已經到了腎功能衰竭——尿毒症期了。其實，在腎臟疾病發展到尿毒症之前，常有一些訊號，如：

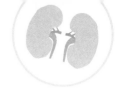

＊腎性水腫

水腫的原因是由於水鈉瀦留（醫學上指液體在體內聚積）所致。其機制主要涉及兩個方面：

• 所謂「腎病症候群」，即腎小球的濾過屏障被破壞，血漿中的蛋白大量流失到尿中排出，導致血漿膠體滲透壓下降，血中的水分大量滲透入組織間隙形成水腫。腎臟病水腫的特點為，水分大多聚集於體內較低的部位，和人一天的活動有關，如早上起床時後腰部水腫明顯，到了下午膝關節以下水腫明顯。

• 所謂「腎炎症候群」，即炎症導致組織成分腫脹或增生，或體內產生的特殊物質在腎小球的堆積，導致腎小球濾過率下降（即濾過水分及電解質減少），此時液體大多聚集在體內較疏鬆部位，如早上起來時眼瞼和臉部浮腫。短期內體重顯著增加是水鈉瀦留的一個敏感指標，此時不一定有水腫表現，即所謂隱性水腫，一般成人細胞外液要增加三公斤以上，才會出現水腫。

腎性水腫多見於腎小球病，腎小管和間質疾病通常沒有水腫（有腎衰竭者除外），這是此兩大疾病的鑒別要點之一。

＊腎性高血壓

腎性高血壓通常是腎實質或腎血管病變的重要併發症。與中老年人的原發高血壓不同，腎性高血壓通常發病年齡較輕，且血壓增高顯著，甚至高壓可超過二〇〇mmHg。值得注意的是，原發高血壓也會導致慢性腎損害，但這樣的患者多半血壓控制不好超過十年，且因為腎小管對缺血更敏感，故小管損害更為顯著，表現為夜尿增多，且

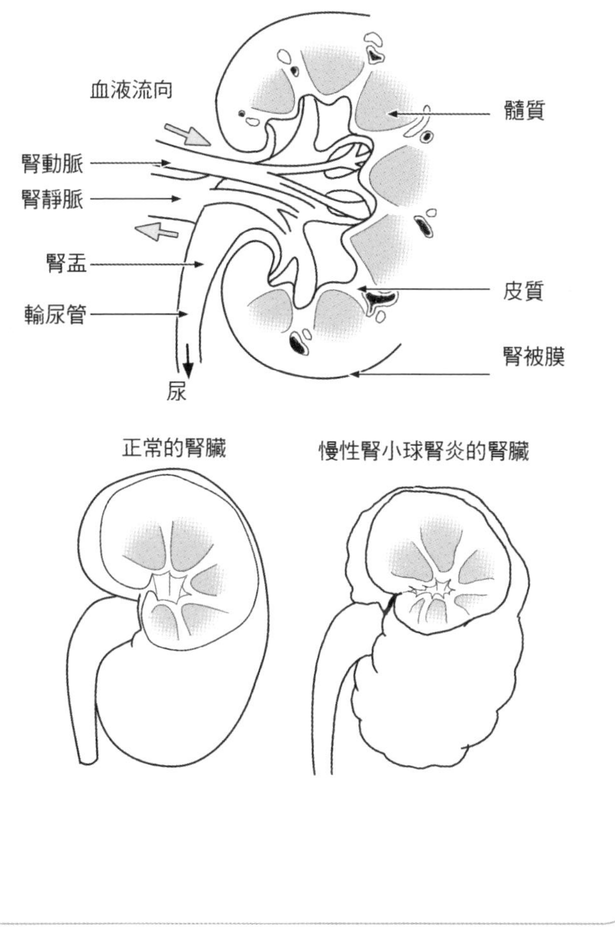

腎臟剖面圖

腎損害多與其他高血壓的標靶器官損害平行，如心臟疾病、腦溢血、眼底改變等，小球病變卻相對不顯著，因此尿中蛋白含量增高不甚明顯。這是兩者的鑒別要點。

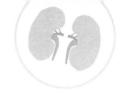

正確處理高血壓已成為腎臟病中十分重要的問題。因為腎損害導致高血壓的發生，而高血壓又進一步加重腎損害，從而形成惡性循環，造成腎實質病變的加速進展，且高血壓會使心臟、腦、眼底等標靶器官損害加速發展（例如：左心擴大、心力衰竭、腦溢血、視網膜病變等），而心血管併發症是晚期腎臟疾病患者，尤其是透析和腎移植患者的主要死因。

＊蛋白尿

一般而言，正常人分子量小於四萬的血漿蛋白質，即可通過腎小球濾過膜，分子量一萬以下就更容易通過了，故原尿（即腎小球濾過液）中可含少量蛋白質。但這些蛋白質絕大多數又被腎小管重新吸收，特別是濾液中的小分子量蛋白，幾乎全部被重新吸收，只有極少量會從尿中漏出。

如果腎小球濾過膜受到損害，尿蛋白便會異常地增加，出現蛋白尿。

如果尿中蛋白含量很高，可觀察到尿中泡沫增多，類似啤酒沫。患者多疲乏、無力，呈現慢性消耗症狀，且因為免疫球蛋白、離子結合蛋白等重要蛋白的尿出，病人抵抗力降低，易於被感染，血鈣、鐵等離子也隨之流失，出現骨質疏鬆、貧血等各種營養不良症狀。且由於尿液黏稠，容易形成管型堵塞腎小管，引起急性腎衰竭。血液也因為大量水分和蛋白丟失而濃縮，易於形成血栓，如肺栓塞、腦血栓、腸系膜靜脈血栓、脾梗塞等。

＊血尿

腎小球疾病血尿特點多為持續或間斷性、無痛性、全程性、變形性血尿。尿中含血量可多可少，在一公升尿液中如果含一毫升血液即能被肉眼發現，也可僅在顯微鏡下發現紅血球增多。

所謂全程性血尿，是指整個排尿過程均有血尿，這有助於區別下尿路損傷，這樣的病人多半在排尿過程中的某一階段發現尿色更深，血尿出現的早晚和損傷部位有關。

所謂變形性血尿，是指紅血球通過受損斷裂的腎小球濾過膜時受壓，從而變形、縮小甚至破裂，在偏光顯微鏡下觀察，形態各異。這有助於區別結石、腫瘤等直接損害腎臟血管的疾病，觀察到的紅血球多為均一性質。

值得一提的是，尿色加深不一定是血尿，也可能受食物、藥物等的影響。

由此看來，血尿有可能提示患有嚴重泌尿系統疾病，包括惡性腫瘤。縱使血尿輕微，或是間歇性出現，或是全無症狀，也務必要加以重視，詳細地進行病因檢查，以免延誤診

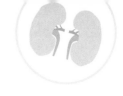

斷和治療的最佳時機。

＊腎性貧血

主要見於慢性腎功能不全，但在部分急性腎衰竭時，也可出現暫時性或持續性貧血，多半與腎臟促紅血球生成素減少致造血功能障礙有關，也可能與營養不良、失血、溶血等有關。因此，臨床上發現不明原因貧血，一定要想到腎臟疾病的可能性。

常用的化驗檢查

檢查腎臟有幾種檢查，以下就讓我們來看看：

＊血液檢查

腎功能通常指腎臟排泄功能，通常用血肌酸酐（Scr，正常值<133μmol/L）、血尿素氮（BUN，正常值2.9～7.5mmol/L）等含氮的代謝產物反映腎臟濾過功能。但由於腎臟有強大的代償功能，所以即使腎功能減退百分之五十，血肌酸酐仍可在正常範圍，尿素氮較

之敏感，但均不是理想指標。目前反映腎功能較為準確的指標是內生肌酐清除率（毫升r，正常值80~120ml/min）。由於蛋白大量流失，肝臟代償合成增加，相應的合成脂類物質也增加，表現為高脂血症。

＊尿液檢查

正常人尿中潛血及蛋白通常為陰性。腎臟病時顯微鏡檢查可發現紅血球增多；如果是腎盂腎炎、腎結核等，白血球可明顯增多，甚至為膿尿，行尿液染色或尿培養可發現致病菌。

＊其他檢查

腎臟病的檢查手續頗為複雜，如放射性核素反映腎小球濾過率，腎血流量測定，腎小管功能測定，影像學手段等。由於涉及專業知識較深，在此不予詳細描述，如果讀者感興趣可查閱相關書籍。

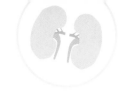

*超音波檢查

隨著科學技術的發展，利用超音波診斷（B-ULTRASORNIC DETECTOR）的圖像檢查已越來越清晰，越來越廣泛地運用在臨床各科，對疾病的診斷多具有重要的意義。

- 確定腎臟的位置及移動情況。若腎臟位置下移，多見於腎下垂。
- 測定腎臟大小。正常腎臟的超音波測值為：左腎上下徑為九．一一±一．〇二釐米，左右徑平均為六．二九±〇．七二六釐米，厚度為四．三四±〇．二一釐米；右腎上下徑平均為六．〇四±一．一一釐米，左右徑平均為六．三六±〇．六八釐米，厚度平均為四．二五±〇．一八釐米。
- 腎臟擴大見於多囊腎、腎腫瘤、急性腎衰竭等；腎臟縮小見於慢性腎衰竭。

腎積水、腎結石、腎囊腫、多囊腎、腎腫瘤等都有各自的特定顯像，超音波對這些疾病的診斷有十分重要的意義，特別是腎積水、多囊腎晚期、腎腫瘤等無功能腎。X線靜脈腎盂造影不能顯示腎的圖像，此時根據超音波所見，結合臨床有利於準確診斷。目前腎臟超音波為腎臟疾病的常規檢查。

*腹部X光檢查

可以大致上看出腎臟大小、形狀、尿路結石所在。

＊靜脈注射腎盂攝影

這是指從靜脈注射顯影劑，經腎臟排泄至尿中，藉此可以看出腎盂、輸尿管與膀胱構造。

＊腎絲球過濾率

這是指測量每分鐘有多少水分經過腎絲球過濾，是瞭解腎臟功能最好的方式。醫師會依據血液肌酸酐值、年齡、種族及其他因素來計算腎絲球過濾率。

＊切片檢查

腎臟切片檢查是經由超音波導向下，利用切片專用的自動彈簧發射切片槍在單側腎臟抽取二至四片的腎組織作病理檢查，通常都會接受局部麻醉，所以不會有疼痛的感覺。但易出血、腎腫瘤、腎積水、腎臟細菌感染的人不宜。

腎臟的主要功能是濾過血液之中多餘的水分、代謝廢物及少量電解質，形成尿液並將之排泄到體外。如果腎臟發生病變，便會引起濾過功能障礙，可表現為通透性增高，把不該濾過的蛋白、離子等也混在尿液中丟失；也可表現為濾過率下降，尿量減少，有毒的代謝產物和過多的水分堆積在體內。因此，腎臟病有各式各樣的種類和症狀，治療方法也各不相同。

腎臟病中最常見的是炎症性的疾病，如腎小球腎炎、間質性腎炎、腎盂腎炎和腎臟結核等。腎炎分急性和慢性兩種，急性腎炎中有相當一部分如果能早期發現，可治癒；如發現晚的話，治療效果較差，就必須依照病情做較為長期的療養。因此，腎臟疾病需要早期發現，早期治療。

＊急性腎炎

表現為急性腎炎症候群的腎小球疾病有許多種，其中包括原發性腎小球疾病（急性感染後腎小球腎炎、急進性腎小球腎炎、IgA腎病變等）、繼發性腎小球疾病（如系統性紅斑狼瘡、過敏性紫癜），最常見的是急性鏈球菌感染後腎小球腎炎。

急性腎炎是扁桃腺炎和咽喉炎等所引起的腎小球炎症。

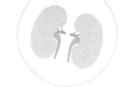

什麼是常見的腎臟病？

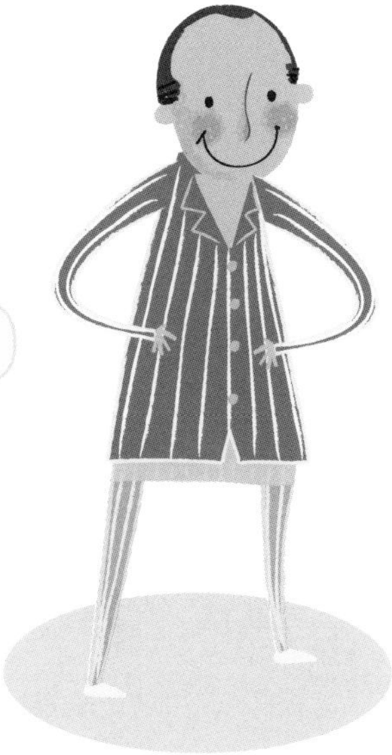

慢性腎炎

急性腎炎

腎臟病症候群

遊走腎

尿路感染

腎腫瘤

腎小動脈硬化症

腎結石

間質性腎炎

慢性腎功能衰竭

腎結核

急性腎功能衰竭

遺傳性囊腫性腎疾病（多囊腎）

原因

- **感染：** 急性鏈球菌感染後腎小球腎炎主要是感染A族β溶血性鏈球菌引起，常發生於上呼吸道感染如咽喉炎、扁桃腺炎，皮膚感染如膿包瘡，蛀牙等鏈球菌感染後；IgA腎臟病除以上感染途徑還可有消化道、肺部、泌尿道的感染；其他病原微生物如細菌、病毒、真菌、寄生蟲等也可誘發。主要機制是由感染所誘發的免疫反應所致。
- **免疫反應：** 機制複雜，可因為體內產生腎小球基底膜的抗體，或血中的免疫複合物沉積在腎小球，或各種小血管炎症所致。急進性腎炎表現類似急性腎炎，但腎功能進行性下降，功效很差，患者生存率和生活品質大大降低。

症狀

急性發作的血尿、蛋白尿、水腫和高血壓，可伴有暫時性的腎功能不全，即短期的腎功能不全，之後恢復正常。有可能未出現全部的症狀，也可能某一症狀反覆發作。

檢查

找腎臟專科醫生做尿液與血液檢查即可。最好能及早發現，及早治療。

治療

安靜保溫，低鹽（每日三公克以下）優質蛋白飲食。尿量減少的病人限制喝水。治療原發感染灶，如拔除蛀牙，切除反覆發炎的扁桃腺體等。用抗生素的必要性目前還存在爭議。對症治療包括利尿消腫、降血壓、預防心腦血管併發症等。嚴重腎功能下降可進行透析治療。

功效

不同的疾病種類預後不同，且隨年齡增高，功效下降。急性鏈球菌感染後腎小球腎炎多發生於兒童，多半能完全治癒，但有文獻報導晚年有一定比例會復發，且預後較差。急進性腎炎預後很差，患者多因腎功能衰竭或其他併發症而死亡。繼發性腎小球疾病多為各種自身免疫病引起，其預後也多取決於原發病的治療情況。

注意

復原需要時間。即使痊癒後，也要定期接受檢查。

＊慢性腎炎

慢性腎炎少數是由急性腎炎發展所致（直接遷延或臨床痊癒若干年後復發），多數發病隱匿或緩慢，有病情不會惡化的可能，但多數病因不清，病情緩慢進展，最終發展為慢性腎衰竭，甚至因尿毒症而死亡。

原因

少數為急性腎炎有慢性化情形，多數原因不明。

症狀

大致同急性腎炎，表現為血尿、蛋白尿、水腫和高血壓，腎功能緩慢下降，也可因腎臟病變病理類型不同而有不同的臨床表現。早期症狀不明顯，隨著病情進展逐漸加重。如果高血壓明顯或有感染的誘因等情況，會急性加重或反覆出現急性腎炎的症狀。

治療

大致與急性腎炎相同，無特效藥。不慌張、耐心靜養，避免加重腎臟損害的因素，如懷孕、勞累、感染或應用對腎有毒性的藥物（如胺基糖苷類抗生素）等，限制食物中鹽、蛋白、磷的量，減低腎小球內壓，積極降血壓，並可用ACEI或ARB類藥物降低尿蛋白量。

功效

病變進展速度個體差異很大，主要取決於病理類型，也與是否重視保護腎及治療是否得當有關。

＊腎臟病症候群

腎臟病症候群是因腎小球濾過膜遭到破壞，蛋白質大量遺漏到尿中，而使血液中的蛋白不足的臨床症候群。

原因

有許多，各種原發性腎炎，或繼發於自身免疫性疾病，兒童多見於過敏性紫癜、B肝、先天性腎臟病，青少年多見於系統性紅斑狼瘡，老年人多為糖尿病腎臟病、腎澱粉樣變性、多種血液系統腫瘤（如骨髓瘤或實體瘤）。近年來，由於人們生活水準提高，代謝

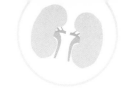

性疾病如糖尿病等繼發性腎臟病已逐年增多。

症狀

突出表現為腎臟病性水腫。水腫部位多與體位有關，平臥時液體聚集在後腰部，站立後漸漸雙腿浮腫明顯。嚴重時全身浮腫，甚至產生腹水、胸水、呼吸困難的情況。一般沒有血尿和高血壓，易發生各種併發症，如感染（腹瀉、咳嗽、皮膚潰爛等）、血栓形成（肺栓塞、腦血栓、腸系膜靜脈血栓、腎或脾的血栓栓塞）、急性腎衰竭、微量元素缺乏、貧血等。

檢查

診斷標準為：

- 尿蛋白每天三．五公克以上。
- 血漿白蛋白小於三十g/L。
- 水腫。
- 高脂血症，有時尿中可見沉澱的脂肪球。

其中前兩項為必須。

臥床休息，低鹽（每日三公克）優質蛋白飲食，為減輕高脂血症，多吃不飽和脂肪酸（如植物油、魚油等），多吃富含可溶性纖維（如燕麥、米糠及豆類）的飲食。主要治療是在醫生指導下使用激素或免疫抑制劑，對症治療為利尿消腫，輸注白蛋白提高血漿膠體滲透壓，使用ACEI或ARB類藥物減少尿蛋白，並防止併發症，如感染、血栓、急性腎衰竭等。某些中藥治療也有一定的效果，不過功效緩慢，一般和激素或免疫抑制劑聯合應用，主要為黃耆、當歸、雷公藤等，後者副作用大，一定要遵醫囑服用。

＊尿路感染

尿路感染主要是由病原微生物（主要是細菌）感染引起的尿路炎症，為臨床常見病，女性患者約比男性多兩倍，因為女性尿道較短，不易清洗，細菌易侵入，且與性生活相關。孕婦與絕經期女性發病率也較高。糖尿病人和有尿路梗阻因素的病人也特別容易發生。尿路感染分為上尿路感染（主要是腎盂腎炎）和下尿路感染（主要是膀胱炎），大多數有局部症狀，但根據臨床表現，常不能精確定出感染的部位。

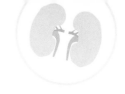

症狀

分急性和慢性兩種。急性膀胱炎常常是突然發生尿路刺激症，即尿頻、尿急，排尿時尿道燒灼樣疼痛，有時有排尿困難和肉眼血尿，全身症狀不明顯；急性腎盂腎炎多為突然發生一側或兩側腰痛，全身症狀明顯，多有高熱，噁心、嘔吐，甚至可發展為敗血症，百分之三十伴隨膀胱炎症狀。尿路感染時尿的顏色混濁，多有臭味。老年或虛弱患者可沒有明顯症狀，僅表現為發熱、精神委靡、血壓低。慢性腎盂腎炎症狀類似腎小球腎炎，全身症狀不明顯，常反覆發作，大多超過半年，多有結石、梗阻、尿路畸形、機體免疫力低下等原因。

檢查

急性型血中和尿中白血球顯著增高，尿的顯微鏡檢查可發現細菌團塊和大量白血球，如果發現白血球管型提示上尿路感染。細菌學檢查（塗片加上培養），可檢測到病原菌，多為大腸桿菌。多數情況下只檢查一次很難發現，所以必須反覆檢查。值得注意的是多次培養找不到細菌，應懷疑衣原體或支原體的感染。這樣的病人往往有不潔性生活的歷史。

預防

急性型與感冒的症狀相似，做尿液檢查，觀察白血球計數就能立刻明白。即使自己認為細菌已消滅，但很多的例子顯示它仍會頑強地殘存，所以仍需謹慎。抗生素要用足療程，一週和四週時複查。切勿讓它慢性化，以期早期發現早期治療。

＊腎小動脈硬化症

原發性高血壓以全身大小血管損害為主要表現。微血管損害首當其衝的就是由許多微小血管纏繞而成的腎小球。高血壓持續升高不加以控制的話，腎小球會硬化，稱為腎小動脈硬化症。最後會導致整個腎臟萎縮，造成機能衰退。

症狀

原發高血壓的腎臟損害發展非常緩慢，通常在高血壓發病後十年左右，幾乎感覺不到有何症狀。由於腎小管的血液供應相對較少，對缺血更為敏感，因此腎小管的損傷表現更早出現，濃縮尿液功能下降，表現為晚上排尿次數增多。且腎臟損害和心臟、眼底、腦等處的小血管損害大致平行。蛋白尿量多中等量偏小，一般沒有血尿情形。

治療

由於高血壓的腎臟損害多為器質性損害，解除高血壓因素後，病變不能逆轉，因此早期發現並預防尤為重要。治療方案主要為控制高血壓，注意慎用ACEI類降壓藥物，其擴張腎小球出球小動脈的作用比入球小動脈明顯，這樣使腎小球血流灌注壓力減低，因此腎小球濾過的壓力也減低，腎小球濾過率進一步下降，加重腎損害。

＊間質性腎炎

間質性腎炎也分為急性和慢性兩種，多由感染和藥物等引起，有些也原因不明。這裡主要闡述藥物性間質性腎炎。能引起急性間質性腎炎的藥物很多，以β內醯胺類抗生素（如青黴素、頭孢菌素等）、非甾體類抗炎藥（如阿斯匹林等）及磺胺類藥最常見，多和過敏反應有關。引起慢性間質性腎炎的藥物，西藥主要為解熱鎮痛類藥物，中藥主要為含有關木通、廣防己等，其有毒成分為馬兜鈴酸，可致慢性腎功能不全，甚至有致癌作用。

症狀

急性間質性腎炎常有藥物過敏表現，如起皮疹等，部分有關節痛，淋巴結腫大。蛋白尿較輕，部分有肉眼血尿。非甾體類抗炎藥腎損害可引起腎小球病變，甚至表現為腎臟病症候群。慢性間質性腎炎表現和慢性腎小球腎炎類似，部分可癌變。

檢查

尿液檢查有多量白血球，但找不到細菌。超過三分之一有血尿，蛋白尿視病變性狀而定。血中嗜酸性粒細胞增多，高度提示過敏。

治療

停用致過敏藥物後大多數能緩解，嚴重腎功能下降需要透析。馬兜鈴酸腎臟病預後較差，常緩慢進展，最終需要透析或腎移植。

注意

腎功能不好的人應盡量避免使用上述藥物，及經腎排泄或對腎臟有毒性的藥物。正常人也不建議長期使用。如果情況特殊必須使用，需要定期去醫院檢查腎功能，出現問題時需及時停藥。中醫藥學傳統方劑使用了數百至數千年，歷經時間檢驗，大多數對人體損害較小，中國大陸的傳統方劑裡使用的木通較為昂貴，改革開放後便大批生產便宜的關木通代替，引發了嚴重的後果。因此，服用中草藥要盡量避免馬兜鈴酸類藥物。

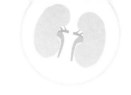

＊腎結核

腎臟結核是肺結核的結核病菌順著血管移到腎臟而引發的病變。腎臟被結核菌侵襲，會產生潰瘍和空洞。起初只會有一邊的腎臟遭受結核菌侵襲，但若病情惡化，兩邊腎臟都會併發病變。結核菌會隨著尿液流到膀胱，引發感染，使膀胱逐漸攣縮，輸尿管口也遭到破壞，膀胱裡的尿液反流到另一側的腎臟引起腎積水。因此，積水側腎臟有可能尚未受破壞，引流尿液後腎功能有可能部分恢復，病人尚有生存希望，不能盲目切除雙側腎臟。

症狀

典型症狀不在腎而在膀胱，主要為尿頻、尿急、尿痛等膀胱刺激症狀，可由含菌尿液刺激膀胱所致，但多數膀胱已被結核菌侵犯。由於膀胱壁逐漸攣縮，膀胱容量逐漸減小，晚期出現嚴重的尿頻甚至尿失禁。血尿也常見，其特點是排尿

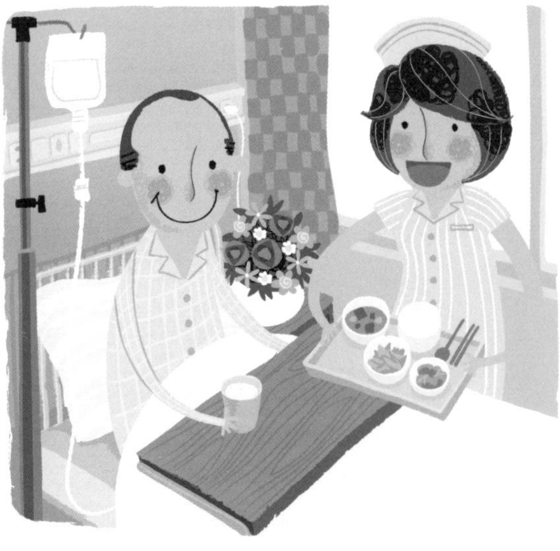

最末階段出現。膿尿也是其重要特點，呈米湯樣。可有腰部不適。結核病的全身症狀不明顯，如消瘦、乏力、午後低熱等；晚期如果累及雙側腎臟，可能有慢性腎功能不全表現。

檢查

顯微鏡檢查發現大量膿細胞，也可有紅血球，多為均一形。尿塗片可找到結核菌，不過陽性率不高，反覆找結核菌可提高陽性率。因為結核菌生長週期長，且培養條件高，一般不做細菌培養。超音波可觀察到腎臟破壞及積水情況。

治療

和肺結核同樣需要以化學療法治療。依症狀而定，腎臟也需做部分或全部切除。手術後，仍需持續進行化學療法治療至少六個月，需注意休息，重視營養。另一側腎積水需引流尿液，觀察腎功能恢復情況，不要盲目切除。腎結核可能引起膀胱炎，甚至膀胱攣縮，很難治癒，需要外科手術治療。

注意

由於有傳染給同一住所家人之虞，務必記得將廁所徹底消毒，同時最好能即早住院。

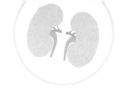

＊急性腎功能衰竭

此病症是腎功能在短期內顯著降低，兩側腎臟的腎小管大範圍地產生功能障礙，代謝廢物尤其是氮質產物在體內瀦留的疾病。可由腎有效血流量驟然減少、腎實質性疾病、尿路梗阻等原因引起。

原因

- **腎前性：**腎有效血流量減少所致，如大量出血和休公克，過度利尿，心力衰竭，腎血管栓塞等。多為功能性，改善腎臟血流灌注腎功能多可恢復。但如果缺血時間過長，腎臟也會受到不可逆的損傷。
- **腎性：**原發性或繼發性腎小球疾病、腎血管病、急性間質性腎臟病、急性腎小管壞死等各種腎實質性疾病都能引起急性腎衰竭竭。多因藥物、毒物、急性腎炎和錯誤的輸血等引起。
- **腎後性：**多因尿路梗阻引起，如結石、腫瘤、前列腺過度肥大等。

症狀

尿量極端地減少，少尿（一天的尿量在五百毫升以下）或無尿（一天的尿量在一百毫升以下）的情形持續好幾天。這過程中逐漸出現水、電解質、酸鹼平衡紊亂及各種併發症，可有不同程度尿毒症表現，如早期可出現食欲減退、噁心嘔吐、腹脹腹瀉、上消化道出血等，嚴重者可出現高血壓、心力衰竭和心律失常，甚至可出現意識淡漠、嗜睡。尿蛋白、血中尿素、肌酸酐、鉀等急劇增加。此時期為乏尿期。

乏尿期之後，接著尿量會急速增加，通常超過兩千五百毫升。因電解質尿出導致不足，或引起脫水症。此時期為多尿期。腎小管有一定的自我修復功能，尿量漸漸恢復正常，腎功能也逐漸恢復。這個過程可長達三個月至一年。少數患者會遺留不同程度的永久性損害。

治療

- 最重要的是治療原發病。腎前性的因素注意補充血容量，腎後性的因素當盡快解除梗阻。
- 早期嚴格控制蛋白質和鹽入量，盡量補充優質蛋白及足夠的熱量，含有鉀的蔬菜和水果也要限制。

• 嚴密監測病人的體重，在醫生指導下控制喝水的量，如果每日體重減輕〇．三至〇．五公克，可認為補充水分恰當。如果體內水分過多，可能導致急性肺水腫和腦水腫，水分過少，血容量不足，會加重腎缺血性損傷。
• 糾正水、電解質、酸鹼平衡紊亂，尤其注意處理高血鉀。
• 腎功能急劇下降時應及時透析治療。

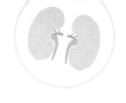

注意

每一至二個月複查腎功能一次，直到腎功能完全恢復。急性腎小管壞死病死率高達百分之五十左右，但積極控制發病因素，如解除梗阻，避免使用腎毒性藥物等，處理方法得當，配合治療，會大大降低死亡率。

＊慢性腎功能衰竭

腎功能衰竭是各種腎臟疾病不斷進展，導致腎臟結構損害，腎功能不可逆下降的結果。腎臟有強大的代償能力，殘存的腎單位會加倍努力地工作，來補償喪失工作能力的腎單位的功能。因此，當腎小球濾過率下降到百分之二十五以下時，才出現明顯的臨床症狀，也因此許多病人就診時，就得到「慢性腎疾病」晚期的診斷。尿毒症期是慢性腎衰竭的終末階段，病人只能靠透析治療，濾過血漿中的代謝廢物、多餘的水和電解質，藉此延續生命。

症狀

一般當腎小球濾過率低於十ml/min時，才會出現明顯的臨床症狀，且隨著病情的發展各種症狀逐漸增多，如全身性的疲勞、食欲不振、貧血、噁心等。

- **消化系統症狀：**胃腸道功能失調是早期最常見的症狀，早期常覺察口中有氨臭味，食欲下降。晚期可出現噁心、嘔吐、消化道潰瘍，嚴重時會有胃腸道出血。
- **循環系統症狀：**產生高血壓，心肌肥厚，難以控制的心功能不全和心率失常等。心力衰竭是透析病人的首要死亡原因。
- **呼吸系統症狀：**易引起肺水腫、支氣管炎、肺炎等。
- **神經系統症狀：**會產生興奮性增高的症狀，如失眠、焦慮甚至癲癇，也會產生意識水平下降，如嗜睡、意識障礙。外周神經病變時會手腳感覺喪失或異常，雙腿麻木或如螞蟻爬等。
- **其他症狀：**患者常有貧血，皮膚搔癢、晦暗，乏力，女性閉經，男性陽萎等。腎臟病人免疫力下降，非常容易受到感染，腫瘤的發生率也有所增加。

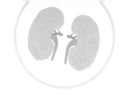

治療

關鍵在於治療基礎腎臟病，並延緩腎功能不全的進展，糾正慢性腎衰竭急性加重的因素。低蛋白飲食，另外可補充必須胺基酸或酮酸胺基酸，限制鹽和含磷物質的攝入，適當補充鈣劑。積極控制血壓，降低血脂。維持水、電解質、酸鹼平衡，糾正貧血，預防心血管疾病及感染。尿毒症期的病人要終生透析治療以維持生命，但價格昂貴。成功的腎移植是最滿意的腎臟替代治療，一般能維持十年以上。

＊腎結石

腎結石是在腎盂中產生結石的病。

原因

食用過多動物蛋白，使尿中鈣、尿酸和草酸的排泄量增加，尿枸櫞酸減少，尿液偏酸；口服糖類，尤其是單糖和乳糖，促進腸道內鈣的吸收；食物中纖維素含量過少，在腸道內停留時間過長，增加食物中各種物質的吸收量；食用富含草酸、尿酸或鈣的食物；嗜酒的人尿鈣排出增多，這些飲食因素加上喝水量少，是結石形成的主要原因。尿路梗阻和感染也是形成結石的重要原因。值得一提的是，梗阻、感染、結石是泌尿系統一個相互促進的過程。其他還有職業、遺傳、環境因素等。

症狀

疼痛、血尿、排出結石等症狀為主要特徵。腎絞痛多為陣發性，劇烈難忍，結石下降到輸尿管時，疼痛更為劇烈，發作時病人輾轉不安、全身冷汗、面色蒼白，常伴有噁心嘔吐和腹脹。上尿路感染時常有腰痛、發熱、寒戰和膿尿。

治療

疼痛劇烈時，可注射止痛劑和服用鎮痙藥先止痛。大量飲水，適當活動，輔助應用一些排石藥物有可能將一些小結石排出。飲水要均勻，因為腎絞痛多在夜間發作，夜間飲水尤其重要，盡量使每日尿量達到兩千五百毫升以上；此外，利用跳繩等方法使身體上下運動，能誘使結石排出。直徑大於一公分的結石排出可能性小，需要手術治療。手術前會做超音波、尿路造影等影像學檢查，確認結石存在及其所在位置後取出。合併尿路感染時要用足量、足療程抗生素控制感染，並解除各種梗阻因素。

另外依結石的種類，必須限制不同食品的攝取。結石成分最多的是含鈣結石（百分之六十至七十），主要為草酸鈣和磷酸鈣。其次是感染性結石（百分之十）、胱氨酸結石（百分之一）。各種結石限制的食品不同，務必遵照專科醫生的指示。同時忌酒，多飲水，少食刺激性食物及調味品。

- **草酸含量高的食物：**菠菜、扁豆、番茄、芹菜、豆腐、巧克力、濃茶等。
- **鈣含量高的食物：**豆製品、糖、肉類等。
- **嘌呤（在體內轉化為尿酸）含量高的食物：**動物內臟、海產品、豆腐、花生、菠菜等。

＊腎腫瘤

腎腫瘤多數為惡性。臨床上較常見的腎腫瘤包括源自腎實質的腎癌、腎母細胞瘤，及發生於腎盂腎盞的移行細胞乳頭狀腫瘤。腎癌占原發性腎惡性腫瘤的百分之八十五以上，占成人惡性腫瘤的百分之二至三，多見於四十歲以上的男性；腎盂癌較少見。嬰幼兒中最常見的惡性實體腫瘤之一是腎母細胞瘤，發病率占百分之二十以上。

症狀

間斷無痛性肉眼血尿是最常見的症狀，表明腫瘤已經侵入腎盞、腎盂。有時尿中可發現血條、血塊。疼痛常為隱痛或鈍痛，血塊通過輸尿管時產生腎絞痛。腫瘤較大時能在腹部或腰部摸到。上述任何一項症狀出現，都是癌症發展到比較晚期的臨床表現。同時還會有發熱、高血壓、陰囊內精索靜脈曲張。約百分之十的病人因為腫瘤轉移症狀就診，如骨折、咯血、神經麻痺及轉移部位疼痛等。

治療

腎癌對放射治療或化學藥物治療均不敏感，需要手術切除病腎。其預後難以估計，未接受手術者三年內存活率不到百分之五，但由於其尚能早期發現，治療效果比肝癌、肺癌等好。也有手術切除十年以上腫瘤或復發者。

＊遺傳性囊腫性腎疾病（多囊腎）

囊腫性腎疾病是指在腎臟中出現單個或多個內含液體的囊腔，由於囊腫逐漸變大壓迫周圍的組織，使得腎臟萎縮，逐漸不能正常運作。這種情況在腎臟以外的臟器如肝、肺、胰、脾等也會發生，屬於遺傳性疾病，同一家人通常會有相同病症的傾向。

症狀

起初無症狀，之後腎漸漸腫大，通常為雙側，腎臟和肝臟都可能會摸到凹凸不平的隆起，可大於正常五至十倍，腰腹部會有不適及隱痛。有血尿、蛋白尿、白血球尿，也可能有高血壓及腎功能損害，最後引發腎衰竭。易引起尿路感染，有尿頻、尿急、排尿時疼痛等症狀。同時還有許多腎外表現，如肝、胰、脾囊腫，結腸憩室，顱內動脈瘤，心瓣膜異常等。此外，還可能引起中風，嚴重時心力衰竭而死亡。

治療

目前尚無根治方法。日常生活中避免劇烈活動和腹部創傷，防止囊腫破裂；避免腎損害藥物，控制高血壓為保護腎功能、延緩腎衰竭的重要措施；積極預防感染和結石等。

＊遊走腎

當我們深吸氣或呼氣，或突然由床上坐起時，腎臟一般會有輕微的移位。如超出此種生理移動範圍的腎臟，便稱為遊走腎。腎臟移動時可見腎臟下垂，一般右側比較常見，也有時兩邊皆可見。

原因

此種腎臟病是因腎臟不能固定在既定位置而引起的，故體型偏瘦的人易得。

症狀

多偶然發現，因腎血管和輸尿管彎曲，會產生腹部或腰部絞痛，及噁心、嘔吐、腹瀉、便祕等消化系統不適。

治療

主要以腹式深呼吸的辦法增強腹肌肌力。飲食最好選擇營養成分較高的食品，施行肥胖療法。但如果血尿症狀持續產生，則需做腎臟固定手術。

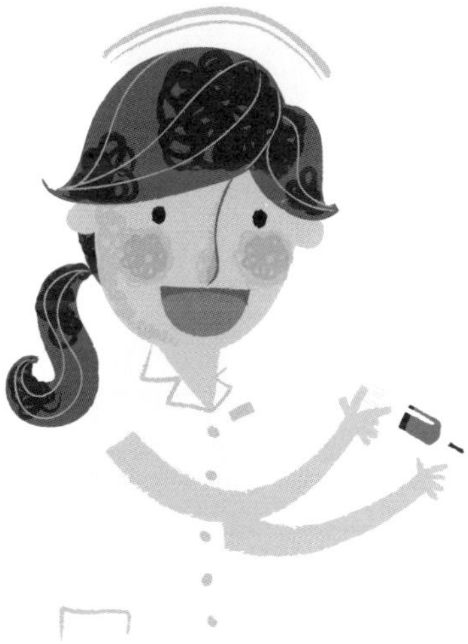

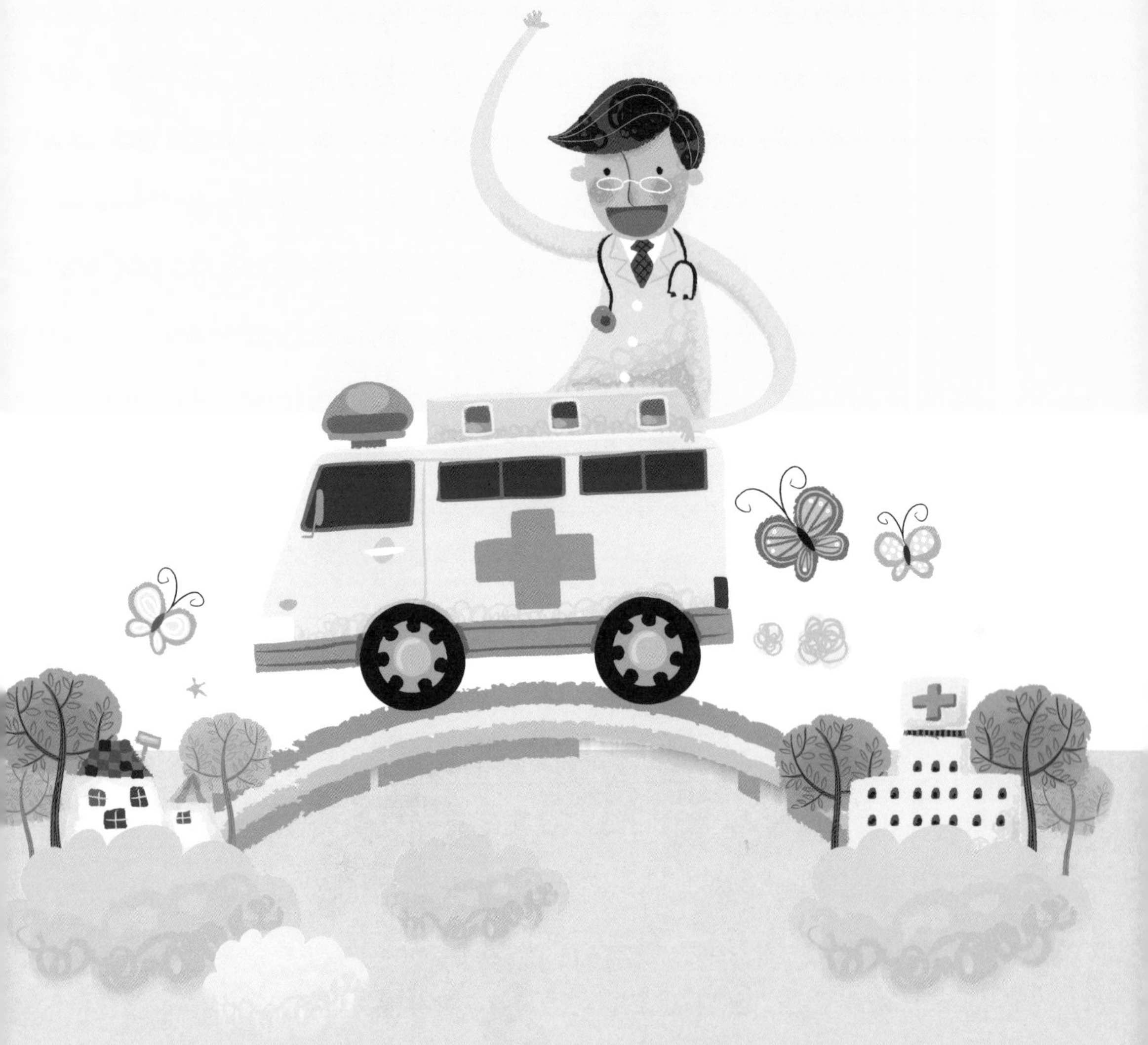

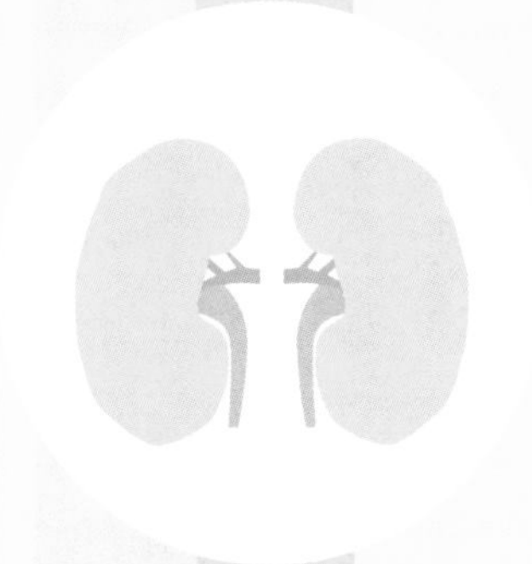

Part 02

你應該知道的腎臟Q&A

常常有人問夜尿變多，是腎有問題嗎？
我又要如何辨別腎臟是否正常？
中西醫對腎臟又有什麼解釋？
你想知道的腎臟知識，一次告訴你。

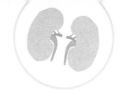

容易感染腎盂腎炎的因素有哪些？

腎盂腎炎在尿路感染中屬於上尿道感染，多由膀胱炎時帶菌尿液上行感染所致。大腸桿菌為主要致病菌。腎盂腎炎的易感因素主要有以下幾個方面：

- 由於女性尿道短，細菌容易侵入，女性發病率一般比男性高八至十倍。
- 女性尿道口常有大腸桿菌存在，性交常是引起感染的重要原因。
- 妊娠婦女雌激素分泌增多，輸尿管張力降低，蠕動減弱，導致尿流不暢，尿液反流的發生率較高，故妊娠期的尿路感染多數為腎盂腎炎。
- 膀胱炎如未能及時治療，約有百分之三十至五十會上行引起腎盂腎炎。
- 尿路梗阻，如尿路結石、腫瘤、狹窄、前列腺肥大及神經原性膀胱等，致使尿流不暢，局部抗菌能力降低，易致使感染壓力增高，是引發腎盂腎炎的重要原因。尿路梗阻則約百分之六十會併發腎盂腎炎。
- 腎實質病變，如腎小球腎炎、腎囊腫、腎腫瘤及慢性腎小管間質性疾病，會致使腎臟局部抗菌能力減退，易併發腎盂腎炎。
- 全身性因素，如糖尿病、高血壓、長期低血鉀、心力衰竭及許多慢性消耗性疾病，易併發腎盂腎炎。

腎臟病的預後與哪些因素有關？

腎臟病的發病率很高，但由於多種因素的存在，在臨床上會表現出不同的預後（預後是指的是藉疾病的發展與症狀，預測疾病的過程與結果）。

- **不同的腎臟疾病預後不同：**如急性腎盂腎炎預後良好，而急性腎炎則預後可能不良（小兒百分之九十五可痊癒，成人則僅有百分之八十五可痊癒）。
- **腎臟病的預後與腎功能的受損程度有關：**腎功能損害越嚴重，預後越差，尿毒症患者死亡率尤其高，生存品質很差，只能終生使用透析治療維持生命。
- **與臨床類型有關：**如慢性腎炎的預後比急性腎炎的預後要差一些。在慢性腎炎中高血壓型的預後不如普通型好。
- **與病理類型有關：**如微小病變型經治療可痊癒，膜增生性腎炎預後相對較差，而新月體性腎炎很容易演變成急進性腎炎，最終導致腎功能衰竭。
- **與是否出現高血壓有關：**一般腎臟病患者持續出現高血壓，對預後有不良影響。

除此之外，腎臟病的預後與患者的精神狀態、飲食控制、是否積極治療等多種因素關係密切。這就要求患者在積極治療的同時，要保持心情舒暢，注意飲食調養，加強保健措施。

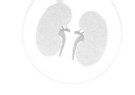

關於腎臟病、尿液量多寡與相關病症

Q 夜尿增多是什麼原因？

A 正常人夜間從晚上八點至次日晨八點，排尿二至三次，夜尿總量平均約五百毫升，相當於全日尿量的三分之一左右。若夜尿量超過白天總量，而且排尿次數增多，特別是入睡後半夜仍需起床排尿者，稱為夜尿增多。當腎功能不全時，腎小管功能損害，其濃縮尿液的能力減退，吸收水分減少，致使夜尿量增多，一般超過七百五十毫升。

Q 何為少尿與無尿？多見於哪些疾病？

A 臨床上將全日二十四小時尿量少於四百毫升稱為少尿，全日尿量少於一百毫升者，稱為無尿或尿閉。少尿和無尿多見於：

- **腎前性因素：**如心力衰竭、休克、脫水、重症肝病及重度低蛋白血症等。
- **腎性因素：**如急性腎炎、慢性腎炎、急性腎小管壞死，急性腎小管間質炎症及原發性腎小球硬化等。

- **腎後性因素：**如腎結石、腎腫瘤、尿路梗阻、腎囊腫及特發性腹膜後纖維增生症等。這些因素均可導致雙側腎盂積水、嚴重時可引起無尿。

腎前性及腎後性因素導致少尿均為可逆性，但若腎臟缺血或梗阻因素不解除，少尿與無尿的現象持續時間較長，則引起腎實質不可逆損傷，預後不良。

Q 何為尿路刺激症？

A 臨床上尿頻、尿急、尿痛統稱為尿路刺激症，多見於尿路感染，如膀胱炎、急慢性腎盂腎炎、泌尿系結石、前列腺炎和腎結核等疾病。

- **尿頻是指排尿次數增多：**正常成人在日間排尿四至六次，睡眠後零至一次。尿頻須與多尿相區別，尿頻只是排尿次數頻繁，但每次尿量不多，其病因與泌尿道炎症刺激、精神因素關係密切，而多尿則不僅排尿次數多，尿量也多，其病因多與糖尿病、尿崩症等有關。
- **尿急是指尿意一來即需立即排尿：**尿急常伴有尿頻，但尿頻並不一定有尿急。尿急常見於泌尿道炎症，尤其是膀胱三角區黏膜發炎。酸鹼度改變的尿液和感染性尿液，由於對黏膜有較強的刺激，容易產生尿急合併尿痛。有的患者由於神經因素引起排尿反射異常，故產生無痛性尿急。

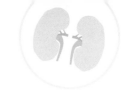

- **尿痛是由於炎症刺激，使膀胱收縮、痙攣，或尿液流經發炎的尿道使其受刺激而引起**：一般來說，如尿痛合併尿急，其炎症刺激部位在膀胱；如尿痛合併排尿困難，則炎症刺激部位在尿道或尿道存在阻塞因素。尿痛的鑒別診斷，主要依靠詳盡的泌尿系統檢查。

Q 蛋白尿是什麼？

A 正常人原尿中每天含有二至四公克蛋白質，主要是白蛋白，但絕大部分已被腎小管重新吸收了，因此尿中蛋白質的排泄量極少。健康成人每日排泄尿蛋白僅四十至八十毫公克，故常規檢查為陰性結果。

蛋白尿分生理性和病理性。生理性蛋白尿，即正常人每天尿中排出蛋白質，上限為一百五十毫公克，包括功能性蛋白尿和體位性蛋白尿。前者僅發生於劇烈運動、發熱和寒冷時，後者多見於體型高瘦的青少年，直立時脊柱前凸壓迫腎靜脈影響其回流所致，臥床後蛋白尿消失，均不需特殊處理；病理性蛋白尿為尿內蛋白增多，每日尿蛋白總量超過一百五十毫公克，尿蛋白檢查呈現陽性結果。蛋白尿與絕大多數腎臟疾病有關，是腎臟病的一項客觀指標。

蛋白尿的出現有下列五種情況：

- **腎小球性蛋白尿**：凡能引起腎小球濾過膜通透性增加的各種腎小球疾病、腎血管病，如糖尿病腎臟病等，均會促進腎小球濾液中的蛋白增多，並超過了腎小管重新吸收的能力，出現以白蛋白為主的蛋白尿。

- **腎小管性蛋白尿：**由於間質性腎炎、鎮痛藥腎臟病、慢性鎘中毒引起的腎小管損傷及各種先天性代謝缺陷等疾病，引起腎小管功能缺陷，儘管腎小球濾出的蛋白質數量並未增加，但腎小管重新吸收蛋白的能力下降，尿中因此出現了蛋白。
- **溢出性蛋白尿：**血中某種小分子蛋白質異常增高並經腎小球濾過，超過了腎小管的重新吸收能力，可產生了蛋白尿，可見於多發性骨髓瘤，澱粉樣變性病等。這種情況尿中蛋白多為小分子，尿免疫固定電泳可確定蛋白類型。
- **分泌性蛋白尿：**腎組織本身可分泌含蛋白的物質進入尿中。正常情況下，腎小管分泌一種T－H蛋白，每日排出量約為十至一百四十毫公克。如果有腎組織炎症或腎實質損傷，這種蛋白均會增加。另外，正常尿液中也含有少量免疫球蛋白，在腎小管——間質性炎症及腫瘤時，含蛋白的分泌物亦會進入尿中，稱為分泌性蛋白尿。
- **組織性蛋白尿：**正常尿液中只含有很少量的可溶性組織分解代謝產物，屬於小分子量蛋白。當腎臟組織受到損傷，這些蛋白便會被分解出來釋放入尿中。

臨床上所指的蛋白尿，主要是腎小球性蛋白尿和腎小管性蛋白尿，在具體病例中，往往可存在兩種以上的蛋白尿。

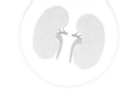

Q 血尿的成因有哪些？

A 血尿在臨床上可分為肉眼血尿及鏡下血尿兩種，相差顯微鏡觀察可分為均一紅血球型血尿及變形紅血球型血尿。這與引起血尿的原發病因、出血部位和出血多少有密切關係。引起血尿的常見病因有以下幾種：

- **泌尿系統疾病：**臨床上絕大多數血尿均見於此類，包括腎小球腎炎、腎盂腎炎、膀胱炎、尿道炎、前列腺炎、腎結核、膀胱結核、腎結石、輸尿管結石、膀胱結石、腎腫瘤、膀胱腫瘤、前列腺瘤、多囊腎、海綿腎、腎血管瘤等，及化學藥物引起的腎損害，均可出現血尿。
- **尿路鄰近組織疾病：**如急性闌尾炎、急性輸卵管炎、結腸憩室炎或鄰近器官的腫瘤等，亦可引起血尿，以鏡下血尿為多見。
- **全身性疾病：**見於血小板減少性紫癜、過敏性紫癜、再生障礙性貧血、白血病、血友病等血液病；也見於流行性腦膜炎、猩紅熱、流行性出血熱、絲蟲病等傳染性疾病；又可見於充血性心力衰竭、高血壓腎臟病等心血管疾病引起的腎梗塞；更可見於心肌炎、結節性多動脈炎、系統性紅斑狼瘡等結締組織病，及腎下、遊走腎、變態反應等疾病。

Part 02

你應該知道的腎臟Q&A

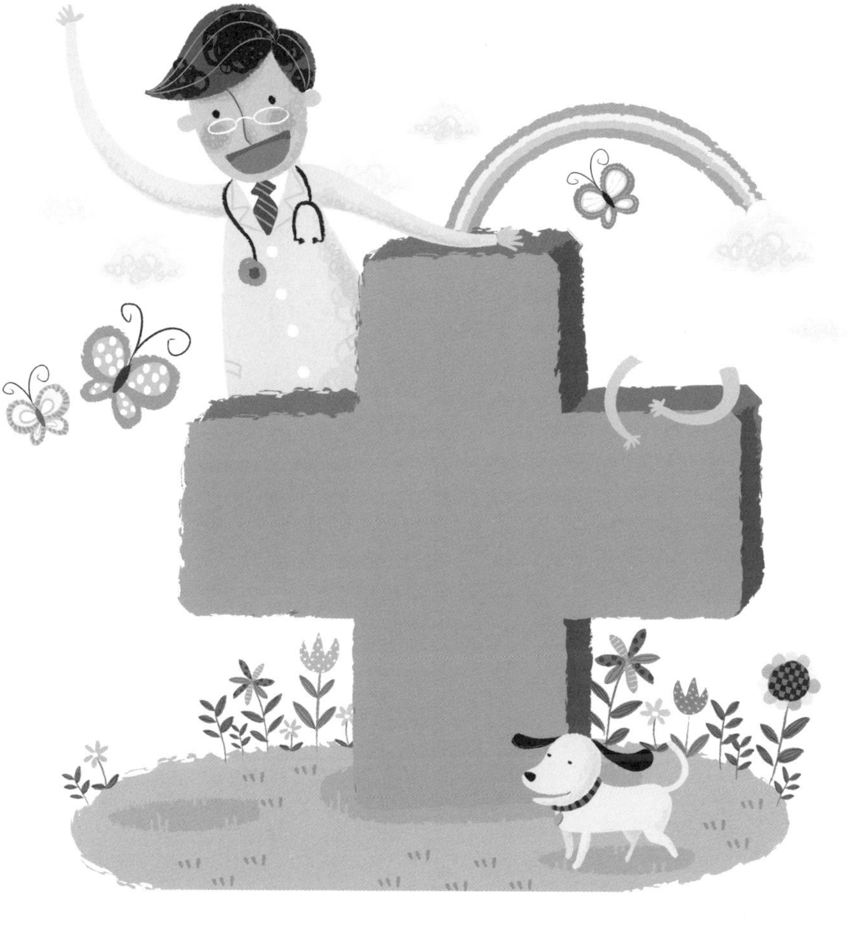

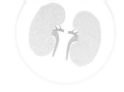

Q 什麼是膿尿？引起膿尿的病因有哪些？

A 尿液中含有過量的膿細胞時，稱為膿尿。臨床上指的膿細胞就是變性的白血球，故又稱為白血球尿。引起膿尿的病因較多，但大致可分為泌尿生殖系統疾病及其鄰近器官和組織疾病兩大類。泌尿生殖系統疾病包括如下六類：

- **腎臟疾病：**腎盂腎炎、腎膿腫、腎乳頭壞死、腎結核、腎結石、腎腫瘤、髓質海綿腎、腎小球腎炎、各種繼發性腎臟病等。
- **輸尿管疾病：**輸尿管結石、腫瘤、巨大輸尿管、結核、炎症等。
- **膀胱疾病：**膀胱炎症、結核、結石、腫瘤、異物等。
- **尿道疾病：**尿道炎症、結石、腫瘤、異物、憩室、狹窄、尿道旁腺炎或膿腫、龜頭炎、包莖炎等。
- **前列腺疾病：**前列腺炎症、膿腫、腫瘤等。
- **精囊疾病：**精囊炎症、膿腫等。

泌尿生殖系統鄰近器官和組織疾病包括：腎周圍蜂窩組織炎或膿腫、輸尿管周圍炎或膿腫、闌尾膿腫、結腸憩室膿腫、盆腔膿腫等。

腎臟病引起高血壓及其對腎的危害

Q 腎性高血壓是怎麼形成的？

A 腎臟疾病時引起高血壓的因素很多，如水鈉瀦留導致血容量增加；血管緊張素系統作用增加，腎內降壓物質如前列腺素分泌減少，活性減弱；交感神經興奮性增高，致使全身小動脈痙攣；可交換鈉與腎素關係異常等，其中又以前兩種因素最為重要。根據前兩種因素的不同，腎性血壓分為容量依賴型高血壓和腎素依賴型高血壓。

- **容量依賴型高血壓：**腎實質損害後，腎臟處理鈉與水的能力減退，當鈉的攝入量超過機體的排泄能力時，即出現水鈉瀦留。水鈉瀦留若主要在血管內，使血容量擴張，即會引發高血壓。同時水鈉瀦留可使血管平滑肌細胞內水鈉含量增加，血管壁增厚，彈性降低，血管的阻力及對兒茶酚胺的反應性增強，並使血管緊張素對血管受體親和力提高，此時即使血管緊張素正常亦會使血壓升高。
- **腎素依賴型高血壓：**其發病機理為腎動脈狹窄，腎內灌注壓降低和腎實質疾病，及分泌腎素的細胞腫瘤，均能使球旁細胞釋放大量腎素，引起血管緊張素活性增高，全身小動脈管壁收縮而產生高血壓。腎素及血管緊張素又能促使醛固酮分泌增多，導致水鈉瀦留，使血容量增加而引發高血壓。由於腎實質損害後激發致使前列腺素的釋放減少。這些舒張血管物質的減少也是高血壓形成的重要因素。

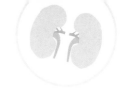

Q 高血壓為何會損害腎臟？

A 病理學家告訴我們，血壓升高後，全身小動脈血管便會收縮痙攣，長期痙攣的血管內膜會發生玻璃樣變，損傷管壁，使膽固醇等容易沉積在血管壁上，管壁增厚、變硬、管腔狹窄，腎小動脈、腎小球都可發生上述損害與變化，而導致腎臟缺血、腎小球萎縮、細小動脈纖維化，進一步則腎單位也發生纖維化玻璃病變、腎皮質變薄等。由於腎單位破壞過多，腎功能損害，最終會發展成尿毒症。有些成藥對高血壓腎臟病療效很好，但應當同時服用一些對腎臟無毒的降壓藥物作為輔助，進行治療。

血管改變需要有較長的過程，腎臟功能減退也是由輕微演變為嚴重。在早期，症狀表現多以尿量增多，尤其是晚上明顯增多。隨著腎功能的減退，到尿毒症期，尿量便開始減少，直到無尿。尿中可能出現紅血球、蛋白和管型等；血漿肌酸酐、尿素氮也會升高。

Q 如何識別腎功能是否受到損害？

A 凡患有高血壓的病人，都要定期到醫院檢查尿液，最重要的是檢查蛋白與紅血球，當出現尿蛋白時，就應特別注意，同時還須檢查腎臟功能，如血肌酸酐、尿素氮等。酚紅排泄試驗對檢查腎小管排泄功能是否正常有很好的診斷價值。

一般而言，積極治療高血壓比什麼都重要。務必揚棄「高血壓不可怕」的錯誤觀念，如能用藥物、健身活動或科學方法等把血壓有效控制在正常範圍內（一般成人正常血壓為收縮壓小於一三〇mmHg且舒張壓小於八五mmHg），高血壓並不可怕。反之，血壓如為收縮壓大於等於一四〇mmHg，或舒張壓大於等於九〇mmHg則屬於高血壓，嚴重者可能會併發腦溢血、心力衰竭和心肌梗塞等，即使不產生這些併發症，腎血管病變也必然使病情加重，最終會導致尿毒症。

關於腎臟病與噁心嘔吐症狀

Q 為什麼腎臟病會引起噁心嘔吐？

A 噁心、嘔吐是消化功能失調的表現。有些腎臟病患者一噁心、嘔吐就認為自己血尿素氮增高了，是得了尿毒症。其實，腎臟病會出現噁心、嘔吐等症狀，通常有以下幾方面

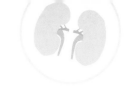

原因：

- 腎臟病症候群時，由於流失大量蛋白，形成低蛋白血症，患者不僅肢體會出現水腫，胃腸道亦會呈現水腫，消化系統功能失調，臨床症狀會出現噁心、嘔吐及腹瀉等。中醫認為此乃濕濁中阻，胃失和降。一旦尿增加，則胃腸道水腫得以緩解，噁心諸症，隨之減輕。
- 低鈉血症有以下原因：因腹瀉、嘔吐、外傷等原因所引起的鈉的流失；因水分在體內瀦留或水分過量而致稀釋性低鈉血症；代謝性酸中毒時，細胞外鈉轉移到細胞內，引起體液中的鈉濃度降低；某些間質性腎臟疾病，腎小管對鈉的重吸收減退，鈉由尿液排出增多。
- 慢性腎衰竭患者由於酸性代謝物不能正常排出，遂蓄積體內形成酸中毒。通過檢測血液pH值及HCO3，立即可得知酸中毒的程度。酸中毒時，患者會出現歎息樣呼吸、噁心及嘔吐等。
- 腎炎、腎臟病用環磷胺治療後，患者常會現噁心、嘔吐症狀，這是藥物損害肝臟功能所引起的，從用藥史及檢測患者的肝功能指標，即能做出正確的判斷。停用環磷胺後，肝功能就能漸漸恢復，噁心嘔吐情況亦會隨之消失。
- 尿毒症毒素特別是其中中分子物質等會影響細胞代謝，導致細胞水腫；腎功能減退影響胃泌素的排泄和失活，形成高胃泌素低胃酸的情況。上述諸因素均可導致消化功能失調，出現噁心嘔吐症狀。

Q 為什麼慢性腎衰竭患者，早上起床時，噁心情況會加重？

A 每個患者由於病情不一，噁心嘔吐的次數和程度皆不盡相同，但臨床上許多患者常向醫生訴說，晨起噁心或嘔吐情況會加重。為何會有此情形？由於腎功能衰竭，血尿素氮增高，腸道中細菌的酵素將尿素分解為氨，刺激胃腸道黏膜而引起噁心、嘔吐。因而噁心嘔吐加重，乃與血尿素氮增高有關。腎功能衰竭時，尿的濃縮功能減退，患者夜尿量增多，由於水分在夜間大量流失，血液濃縮，因而晨起血尿素氮值相對升高，所以噁心嘔吐晨起時會較嚴重。

為避免上述狀況，應於晨起時適量補充水分，使血液不致於濃縮，血尿素氮持續穩定，則可避免晨起噁心或嘔吐嚴重的現象出現。但補充水分不宜過多，加重水腫。

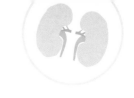

慢性腎衰竭病常見症狀之原因

Q 為什麼慢性腎衰竭病患者口中會有異味？

A 慢性腎衰竭患者常會感覺口腔裡有一股異味，一般說法不一，如：「氨味」、「尿味」、「化肥味」等。醫生通常能依據患者口腔裡散發出的氣味的大小，就可粗略地估計患者血尿素氮值高低，且作出患者疾病處於穩定期還是惡化期的判斷。患者也多半能感覺到，病情好轉時口中氣味就較小，病情加重時就大，這是因為患者腎功能衰竭，體內的毒素如尿素氮等不能正常排出，蓄積於體內，腸道中細菌將尿素分解為氨，刺激胃腸道黏膜，因此便會從口腔中散發出異味。

Q 為什麼慢性腎衰竭患者皮膚會搔癢？

A 慢性腎衰竭患者常會感覺皮膚搔癢，嚴重者整日煩躁不安，並影響睡眠，通常抗組織胺藥物應用效果又不甚滿意，透析療法也不易使症狀緩解。一般而言，可能引起患者皮膚搔癢的原因有如下幾方面：

- 體內瀦留的氮質代謝產物，對皮膚皮脂腺及汗腺有刺激，導致腺體萎縮，致使皮膚乾燥引起搔癢。
- 由尿毒症神經病變引起的搔癢，屬於神經性皮膚搔癢症，這種搔癢經透析治療無效。
- 慢性腎衰竭患者體內電解質紊亂，繼發甲狀旁腺功能亢進，血鈣升高，於是鈣沉積於皮膚引起瘙癢。近年來有研究報告指出，對尿毒症伴頑固性皮膚瘙癢症與甲狀旁腺激素水準過高有密切關係。
- 有的腎衰竭患者易發生過敏反應，因而出現皮膚搔癢。這類患者使用抗組織胺類藥物治療，可得到一定程度緩解。

Q 腎性貧血是如何形成的？

A 腎性貧血是慢性腎衰竭患者的顯著症狀，它與腎功能損害的程度呈正相關。腎性貧血的可能與機體營養不良、失血、溶血或造血功能障礙有關。

貧血一般為正細胞正色素型（紅血球大小及血紅蛋白含量正常），嚴重貧血時血紅蛋白可下降至二十至三十公克／升，周圍血像白血球計數一般正常，骨髓則是增生欠活躍。

腎性貧血的產生機制如下：腎實質損害時，腎臟產生的紅血球生成素減少，同時由於腎衰竭時毒素對骨髓的影響，均使骨髓生成紅血球這一關鍵環節受到抑制，因而使紅血球生成減少；紅血球的壽命因受瀦留的代謝物的影響而縮短；腎衰竭時凝血功能障礙，患者常有出血傾向，如牙齦出血、胃腸道出血、月經過多等，失血情形致使貧血更嚴重。

尿毒症相關症狀及病變

Q 為什麼有些女性尿毒症患者的月經會過多？

A 有的女性尿毒症患者月經量偏多，經期長，半個月一次，或更年期經血不斷等，均是出血傾向的一種表現，主要原因是腎衰竭時凝血功能障礙。由於失血過多，貧血情況會較為嚴重。中醫將此視為「崩漏」，病機不外脾氣虛寒、統血無權及血熱妄行兩方面。

Q 尿毒症患者為什麼會出現抽搐症狀？

A 尿毒症患者出現抽搐症狀主要與低血鈣有關。腎臟是與體內鈣代謝有關的內分泌器官之一，在腎臟合成的二羥膽骨化醇主要增加腸道對鈣的吸收。腎衰竭時腎實質細胞的喪失，使二羥膽骨化醇合成減少，腸道對鈣的吸收降低，從而形成低鈣血症，神經肌肉的興奮性增加，故出現抽搐。通過檢測血清鈣的水準及心電圖可知低血鈣的情況，慢性腎衰竭晚期的患者，血清鈣常降低到一．五毫摩爾／升，甚至下降到一毫摩爾／升，心電圖表現為QT間期延長。

尿毒症患者在酸中毒時，血清中游離鈣增加，所以血鈣雖低但不會發生抽搐，往往滴注碳酸氫鈉或乳酸鈉糾正酸中毒時，才會急性發作抽搐症狀，有引起呼吸、心跳驟停的危險，因而在糾正酸中毒的同時要補充鈣劑。

尿毒症晚期時出現的肌肉收縮、痙攣和抽搐，使用鈣劑往往無法使症狀減輕，這是因為此時不僅僅是血清鈣下降，而與尿毒症時腦部病變有關。

Q 什麼是尿毒症性腦病？

A 尿毒症患者會出現腦部症狀，早期時智力減退、思想不能集中、煩躁失眠，後期則會狂躁、精神分裂或驚厥昏迷，屬於急性重症，預後極差。此乃由於血中毒素蓄積，水電解質平衡失調和代謝性酸中毒共同的作用，使腦循環與代謝產生障礙，神經細胞和膠質細胞的膜通透性改變，引起尿毒性腦水腫。腦電圖的變化常與臨床症狀平行，較輕微病症則可顯示正常低電位型，α波減少與慢波傾向，進一步則出現彌漫性慢波，表示中樞神經機動性能產生損害。

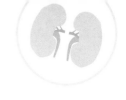

中醫學認為尿毒症性腦病屬心竅閉阻的危證，其發生機理主要是因濁毒蒙蔽心包所致。

Q 什麼是尿毒症性腸炎？

A 腹瀉常是尿毒症症狀之一。患者腹瀉一日數次至十餘次不等，大便稀薄，帶有黏液及膿血，這是尿毒症性結腸炎的症狀，是積聚的毒素對腸黏膜刺激的結果。若長期腹瀉，患者體力會變得極差，並產生各種慢性消耗症狀。

Q 尿毒症時為何大便呈乾結狀？

A 尿毒症患者大便乾結的情況較腹瀉更為常見，有的甚至數日無法排便，還會伴隨噁心嘔吐等，口中產生氨味情形也會明顯加重。

人體內的氮質代謝產物百分之七十五從尿中排泄，百分之二十五從大便中排泄。尿毒症患者因腎功能衰竭，氮質代謝物無法從尿中排出。倘若大便乾結，那麼從腸道排泄氮質代謝物的出路也被阻塞，氮質代謝物只能持續蓄積於體內，並隨著血尿素氮值的增加，噁心嘔吐及口中氨味的症狀也會明顯加重。

Q 尿毒症患者胸悶憋氣與哪些因素有關？

A 胸悶憋氣是尿毒症晚期的一個常見症狀，夜間憋氣加重，不能平臥，有時吸氧也無濟於事，使得患者非常痛苦。下述為幾種引起憋氣症狀的常見因素：

- 嚴重貧血患者的血紅蛋白會降至三十至四十公克／升。由於血液攜氧量不足，患者易感到胸悶憋氣，輸血後症狀可明顯改善。
- 尿毒症性心包炎時，尤其是出現心包填塞現象時，胸悶憋氣情況加重，患者夜間無法平臥，經透析療法後心包炎會消失，症狀也相對減輕。
- 尿毒症患者肺部感染時，一方面肺通氣功能受限，另一方面會誘發心力衰竭，這兩方面因素綜合可致胸悶憋氣。患者是否感染可從血像、體溫、上呼吸道症狀、X光片等方面察知。積極抗感染後，胸悶憋氣可明顯改善。
- 尿毒症患者出現心力衰竭，特別是遭遇急性左心衰竭時，胸悶憋氣症狀急性發作，程度會較為嚴重。常見的誘發因素是肺部感染。如能針對相關因素積極處理，並配合利尿、擴血管等針對心源性休克的治療措施，胸悶憋氣可得以緩解。注意急性心力衰竭時不可強心治療，這樣會加大心肌耗氧量，加重心肌缺血症狀，並由於心肌收縮力增強，缺血壞死而組織糟脆的心肌有可能發生斷裂，導致心臟破裂。

上述因素通常不會單一出現，常綜合作用引發憋氣症狀。

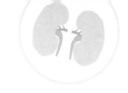

影響慢性腎衰竭預後的因素有哪些？

- **使慢性腎衰竭病情加重的最常見因素為肺部感染和泌尿系統感染：**肺部感染會誘發心力衰竭；伴隨著結石、尿路梗阻、糖尿病等病症的患者特別容易發生泌尿系統感染，使腎功能急劇惡化。
- **尿路梗阻因素可導致腎功能嚴重衰退：**如男性患者前列腺肥大增生，解熱鎮痛藥性腎臟病和糖尿病性腎臟病患者，則會因腎乳頭壞死脫落而阻塞輸尿管，亦會因排尿不暢，招致細菌感染而使腎功能受損情況加劇。
- **腎毒性藥物的使用會導致腎功能惡化：**最常見的腎毒性藥物是抗生素，如見大黴素、卡那黴素、鏈黴素等，故腎衰竭時應避使用此類藥物。
- **細胞外液量的缺失則易使血容量下降，腎臟灌注不足，氮質血症加劇：**若患者有心跳過快、體位性低血壓、舌乾與皮膚彈性差等症狀產生，則可診斷為嚴重血容量缺失。常見原因是過量使用利尿劑或長期嚴格限制用鹽量導致的。有的則因頻繁嘔吐與腹瀉造成。
- **由各種原因所引起的心力衰竭：**可使腎血漿流量和腎小球濾過率減低而加劇腎功衰竭。

• **腎性高血壓對腎臟有直接的破壞作用：**病理多呈現喪失功能的增生硬化的腎小球，可使腎衰竭加速發展。而尿毒症患者中，百分之八十至九十有高血壓，從而形成惡性循環。所以積極控制高血壓，以延緩腎衰竭末期的到來，對於腎衰竭患者尤其重要。

其他如心包填塞、電解質紊亂、高尿酸血症等能均會加快病情惡化。

為何慢性腎衰竭患者要檢查血鈣與血磷？

腎臟在維持機體的鈣、磷平衡中具有重要作用。當腎功能受損時，鈣、磷的吸收、排泄及鈣、磷在骨組織中的代謝都會受到影響。正常人血鈣濃度為二．二五至二．七五毫摩爾／升，血磷為〇．八七至一．四五毫摩爾／升。當腎小球濾過率下降，磷排泄減少，出現高磷血症，血磷升高又會導致血鈣濃度降低。同時，慢性腎衰竭時腸道對鈣的吸收降低也是導致低鈣血症的原因之一。因此，慢性腎衰竭患者常見患有高磷血症和低鈣血症。

臨床上還可見的是，慢性腎衰竭末期患者血鈣實際水準很低，但由於酸中毒的原因，鈣與血漿蛋白結合減少，而游離鈣增加，因此患者發生手足抽搐的狀況並不多見。但在進行糾酸治療時，往往導致低鈣性抽搐。為預防起見，應在糾正酸血症的同時補充鈣劑。

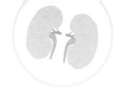

腎臟病症候群的病因為何？

引起腎臟病症候群的原因很多，概括起來可分為原發性和繼發性兩大類。

- **原發性腎臟病症候群：**為原發性腎小球疾病所致，如微小病變性腎臟病、膜性腎臟病等等。
- **繼發性腎臟病症候群：**病因有如下八類：
- **系統性疾病：**如系統性紅斑狼瘡、混合性結締組織疾病、乾燥症候群、類風濕性關節炎、多動脈炎。
- **代謝性疾病：**糖尿病、腎澱粉樣變、多發性骨髓瘤、黏液水腫。
- **過敏性疾病：**過敏性紫癜、藥物（青黴胺、毒品海洛因、驅蟲劑等）過敏、毒蛇咬傷、花粉和其他過敏原致敏。
- **感染性疾病：**梅毒、瘧疾、血吸蟲病、亞急性心內膜炎等。
- **腎毒性物質：**如汞（有機、無機）、鉍、金、三甲雙酮。
- **惡性腫瘤：**如何傑金氏病、淋巴性白血病、癌腫。
- **遺傳性疾病：**家族遺傳性腎炎、先天性腎臟病症候群。
- **其他：**妊娠毒血症、腎移植的慢性排斥、原發性惡性腎硬化、腎動脈狹窄等。

急性腎炎的病因、種類與併發症

Q 急性腎炎的病因有哪些？

A 急性腎炎屬於免疫性疾病。人們最早認識到腎炎發生與某些感染有關。自從二十世紀以來，已經證實與急性腎炎發病有關的是B型溶血性鏈球菌甲組中若干型。其中最常見的是第十二型。其他尚有第四、一、四十九、四十一、六、二十三、二十五、十八型。這些都與呼吸道感染後急性腎炎有關。第四十九、二、五十五、五十七、六十型與膿皮病後急性腎炎有關。除鏈球菌感染能引起急性腎炎外，後來還發現了肺炎雙球菌後腎炎，金葡萄球菌後腎炎，傷寒、白喉後腎炎等，它們的臨床表現基本上與鏈球菌後腎炎相同。

近年來發現感染特定病毒後，也會導致急性腎炎，包括：傳染性肝炎、腮腺炎、水痘、流感、傳染性單核細胞增多症、痲疹及腺病毒等。此外還有瘧原蟲感染後腎炎。

綜上所述，急性腎炎的病因主要是鏈球菌感染，包括扁桃腺炎、膿皮病及丹毒等。其次為葡萄球菌感染、肺炎雙球菌感染和病毒感染。由此可見，精確地尋找出正確病因，積極做好預防工作十分必要。

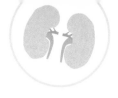

Q 為什麼扁桃腺炎、中耳炎、皮膚感染可誘發急性腎炎？

A 扁桃腺炎、中耳炎、皮膚感染是急性腎炎的主要誘發因素。鏈球菌（特別是溶血性鏈球菌）、金黃色葡萄球菌是急性腎炎發病的重要病因。而扁桃腺炎與中耳炎的主要致病菌為鏈球菌，其次為金黃色葡萄球菌。在皮膚感染中，癤、癰的致病菌為金黃色葡萄球菌，急性蜂窩組織炎主要致病菌為溶血性鏈球菌或金黃色葡萄球菌。當人體感染這些細菌後，致病菌株的某種成分進入血液，成為體液抗原，體內產生抗體，抗原、抗體在體液中形成免複合物，沉積於腎小球上引起一系列炎症反應，從而發生急性腎炎。

此外，未經青黴素治療的急性腎炎患者，約有百分之二十五以上為B型溶血性鏈球菌陽性。根據流行病學調查，鏈球菌感染流行時，約百分之十至三十患者發生急性腎炎。由此證實，扁桃腺炎、皮膚感染等是急性腎炎的主要誘因，因此積極預防扁桃腺炎、皮膚感染、中耳炎等，對預防腎炎有重要意義。

Q 老年人也會得急性腎炎嗎？

A 急性腎炎主要發生於兒童及青少年，但老年人患急性腎炎的也並不罕見，且急性腎炎一般而言並不具有十分典型的症狀，很容易與慢性腎炎及慢性腎衰竭相混淆。當老年人在尿液檢查後異常，或平時出現血尿時，就不得輕忽，有可能患了急性腎炎。

老年人急性腎炎在臨床表現上具有以下特點：

- 大部分患者發病隱襲，常常缺乏明確的前驅感染史，常以明顯水腫或氮質血症就診。
- 貧血及氮質血症出現率明顯增高，約為百分之六十五，預後不良。

Q 小兒急性腎炎患者為何引起急性心力衰竭？

A 急性心力衰竭為急性腎炎常見的併發症，尤其多見於兒童，主要原因為血容量增加。患急性腎炎時，受到腎小球濾過率降低及內分泌因素影響，而引起水鈉瀦留，全身水腫和血容量增加，增加了心臟前負荷，因而容易併發心力衰竭。其次，由於高血壓及血管阻力增加，導致心排出量減少，後負荷也增加，也會誘發心力衰竭。此外，急性腎炎存在有瀰漫性血管炎，冠狀動脈則會因痙攣、炎症、滲出而導致心肌損害，加之心臟本身產生水腫等症狀，亦為誘發心力衰竭的原因之一。急性腎炎併發心力衰竭往往是綜合上述三種因素所致。

急性腎炎併發急性心力衰竭的臨床特徵如下：

- 肺部瘀血症狀明顯，患者氣促易咳嗽，無法平臥，或平臥後明顯氣促，雙肺裡有對稱性濕囉音。

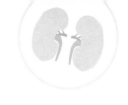

- X光胸片檢查，可見雙肺門陰影擴大，肺紋理增加，有時可見心影擴大。
- 心跳速率增快，心尖部可聽到Ⅱ至Ⅲ級的收縮期雜音。
- 肝臟腫大，頸靜脈怒張等。有時心力衰竭症狀十分明顯，反而掩蓋了急性腎炎的症狀，此時應該注意明確診斷，找出原發病因。

Q 小兒急性腎炎為何會引起高血壓腦病？

A 近年來急性腎炎併發高血壓腦病者明顯減少，主要與有效的對症治療有關。急性腎炎患者約有百分之八十伴隨有輕、中度高血壓，血壓升高的機理是水鈉瀦留。若患者血壓突然急劇升高，將致腦血管痙攣、腦缺血，進而出現腦水腫。常見的症狀為劇烈頭痛、嘔吐，隨後會出現視力障礙、意識模糊等，少數患者甚至會發生陣發性驚厥及抽搐。一般而言，及時採取利尿、降壓與脫水治療，上述症狀即能很快得到控制。

Q 小兒急性腎炎的預後如何？

A 一般認為小兒急性腎炎的預後良好，約百分之八十五至九十五的患者臨床上可痊癒。然而，近年來腎穿活檢證實，儘管患者無任何臨床表現，但部分腎小球的病理改變還是會持續較長的一段時間，少數甚至可能引發硬化性改變。約百分之五至十的患者則會轉化為慢性腎炎。急性腎炎早期出現氮質血症一般對預後影響不大，而伴有腎臟病症候群者則預後不良。

Q 成人急性腎炎的預後如何？

A 成人急性腎炎患者的預後不及兒童，大約只有百分之五十至八十左右的患者可獲得臨床痊癒。部分患者病情長期不癒，超過一年後即轉為慢性腎炎。成人急性腎炎轉化成慢性腎炎的比例較兒童為高，伴有腎臟病症候群的患者預後較差。

老年人患急性腎炎的機會雖不多，但其預後在急性腎炎患者中卻最差。

妊娠前的腎臟疾病

原發性急性腎炎經過治療就能痊癒，但最好在急性腎炎臨床表現消失三年後再懷孕，此時會較為安全。腎臟病症候群如果無高血壓，腎功能正常時可懷孕。當然懷孕時會有蛋白尿增多的現象，但腎臟病本身並不會惡化。如果血中的白蛋白明顯降低，有可能引起胎兒體重不足或早產。此外，有些腎臟病症候群患者，懷孕容易誘發血栓，從而引起其他部位的病變。慢性腎小球腎炎的病人當發生高血壓或輕度氮質血症時，如果懷孕，容易發生妊高症（妊娠高血壓綜合症），也容易引起胎兒死亡。因此決定是否能懷孕要慎重。如果在懷孕早期就出現妊高症症狀，最好中止懷孕，因為胎兒多難存活，而且會致使原來的腎臟病惡化。

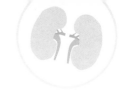

有些全身性疾病引起的腎臟損害，如糖尿病性腎臟病，妊娠時一般不會引起腎臟病惡化，但是容易發生高血壓和妊高症，也容易引起胎兒死亡。因此糖尿病腎臟病的病人對懷孕要慎重考慮。患狼瘡性腎炎病人可懷孕和生兒育女，但要極為留意，最好在病情完全緩解後一年，並經醫生的同意後再懷孕，在整個懷孕期間，也應要有腎科醫生嚴密監護並給予適當治療。總括而言，腎臟病患如遇下列幾種情形時，懷孕宜特別小心：

- 血壓增高的病人，懷孕時容易產生某些合併症，例如心力衰竭等，病人一般多不能承受懷孕。
- 腎功能中度的損害，此時懷孕，原有的腎臟病和腎功能會惡化，如腎功能嚴重的損害，禁止懷孕。

倘若有些婦女患了腎臟病又想懷孕時該怎麼辦？首先要瞭解自己的病情是否能耐受懷孕，如果病情是穩定的，血壓和腎功能也正常，可向腎科醫生徵詢是否可懷孕，而且懷孕後應定期到醫院檢查，懷孕至三十二週後，應每週去醫院檢查一次，主要檢查為尿常規、血壓、腎功能和胎兒情況。如有血壓增高情形發生，務必臥床休息，如遇腎功能下降，最好要中止懷孕。

腎臟病人的用藥問題

Q 容易引起腎臟損害的常用藥物有哪些？

A **抗生素：**臨床用的抗生素大多數都有不同程度的腎毒性。由於抗生素應用廣泛，由抗生素引起的急、慢性腎臟損害也就最為常見。根據抗生素對腎毒性的大小，可分為四類：

- 腎毒性大的抗生素：兩性黴素B、新黴素、先鋒黴素Ⅱ。
- 中度腎毒性抗生素：見大黴素、卡那黴素、丁胺卡那黴素、妥布黴素、鏈黴素、多黏菌素、萬古黴素、四環黴素、磺胺類。
- 腎毒性較小的抗生素：青黴素G、新青黴素Ⅰ、新青黴素Ⅱ、羥氨青黴素、先鋒黴素Ⅲ、先鋒黴素Ⅴ、先鋒黴素Ⅵ、土黴素、利福平。

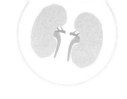

- 不引起或較少引起腎損害的抗生素：紅黴素、氯黴素、強力黴素、潔黴素、鄰氯青黴素、菌必治、先鋒必素、乙胺丁醇等。

胺基類抗生素、磺胺藥、多黏菌素及兩性黴素B作為常用抗生素及在某些特殊致病菌感染必須選用的抗生素，都有較大的腎毒性作用，尤其合併有腎臟疾病患者，如必須使用時，應酌情減量或延長用藥間隔時間，並注意以下幾點：

- 避免長時間用藥，如胺基類抗生素連續使用不應超過十天。
- 避免與腎毒性有協同作用的藥物合用，如胺基類抗生素不應與先鋒黴素（Ⅳ、Ⅴ、Ⅵ）合用。
- 避免與強利尿劑合用，防止循環血容量不足，加重抗生素的腎毒性作用。
- 注意監護腎功能，定時檢查尿液，早期發現藥物性腎損害。

解熱鎮痛藥：解熱鎮痛藥是指非甾體類抗炎藥物，包括阿斯匹林、非那西丁、布洛芬、芬必得、保泰松、消炎痛、炎痛喜康等。此類藥物有抗炎、解熱和鎮痛作用，臨床應用廣泛，常因患有風濕熱、類風濕性關節炎、創傷性骨關節炎、頸椎病、腰椎間盤病變、偏頭痛、痛經等慢性疾病而長期服用。解熱鎮痛藥易引起慢性間質性腎炎和腎乳頭壞死，其發病機理可能為解熱鎮痛藥或其代謝物從腎臟排出時，引起腎內小血管、腎小管、腎間質的慢性損害所致。

解熱鎮痛藥致使腎臟損害，常與長期大量服用有關。一般認為長期服用解熱鎮痛劑，非那西丁累積量超過五公斤、阿斯匹林超過八公斤，就會發生腎損害。但也存在個體差異，對解熱鎮痛藥比較敏感者，在未達到上述劑量即可致腎毒性損害。

顯影劑：顯影劑廣泛應用於靜脈腎臟攝影、血管攝影、膽囊攝影和增強電腦體層攝影等。顯影劑可因其高滲性直接損傷腎小管及腎缺血、腎小球濾過率下降而發生急性腎功能衰竭。顯影劑所致急性腎功能衰竭常見於原有腎功能不全、糖尿病或脫水的患者。

中草藥：一般人認為服用中草藥安全、無副作用，實則有些中草藥若因服用超量或在禁忌情況下服用，會對肝、腎及消化道等器官產生損害。如雷公藤作為免疫抑制劑，木通作為利尿藥，益母草作為活血止血藥，常用於治療多種疾病，但若過量服用會導致急性腎功能衰竭。大黃可作為瀉藥，廣泛應用於腎功能衰竭患者，但長期服用會引起高鉀血症。另外草烏、蒼耳子、苦楝皮、天花粉等中草藥都有導致腎臟損害的可能。

Q 解熱鎮痛藥物對腎臟可能導致的損害

A 一般家庭藥箱中幾乎都有阿斯匹林、止痛藥等，對解熱鎮痛藥可能引起的副作用也較重視，但對腎臟可能產生的損害卻瞭解甚少。

解熱鎮痛藥的主要作用機制是抑制炎性介質前列腺素的合成，從而發揮抗炎、抗風濕和解熱鎮痛作用。但應當注意前列腺素的合成減少，對腎血管狀況構成不利，主要表現為腎血管收縮，腎血流減少和腎小球濾過率降低，可引起缺血性腎損害，水鈉瀦留和高血鉀。如果在臨床上出現上述症狀，即可稱之為腎功能衰竭，由於它是由藥物所致，故又稱之為藥物性腎功能衰竭。在全部急性腎功能衰竭患者中，因解熱鎮痛藥所致者約占百分之七。學齡兒童、老年人和原有腎臟疾病、高血壓、心功能不全、肝硬化腹水的患者，使用解熱鎮痛藥引起腎損害的比例較大，特別是學齡兒童（指六至十二歲）發生率較高。

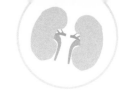

除上述情況外，還有不少患者是因服用過大劑量，或與其他藥劑聯合服用而引起腎損害的，例如曾有位發燒伴隨關節疼痛患者，連續服用雙氯芬酸鈉達九十公克後，出現少尿、浮腫、腰痛、血尿及血尿素氮升高等急性腎功能衰竭症狀，經及時停藥並對症治療方得以康復。另一例頭痛患者服乙胺基酚後又服雙氯芬酸鈉，於第二日便出現急性腎功能衰竭症狀，停藥後症狀改善。所以，防止本病的關鍵是不能劑量過大，更不要聯合服用。

總之，適當服用解熱鎮痛藥是可以的，除劑量外，還應注意種類選擇。對學齡兒童、老年人及腎功能不良者，要避免選擇腎毒性高的成分如乙胺基酚、非那西丁、保泰松及其衍生物、甲滅酸、氯滅酸等。需要較長時間，比如超過一週服用者，也應慎用消炎藥、甲滅酸、氯滅酸等。

解熱鎮痛藥所致腎損害預後大多較好。一來損害性質多為功能性，及時停藥與適當治療（如口服糖皮質激素類、利尿藥及進行暫時性血液或腹膜透析等）即能完全康復；二來目前解熱鎮痛藥可供選擇的種類較多，對有危險因素的患者，只要避免使用具有腎毒性的藥物並盡量小劑量的使用，大多能預防腎損害。

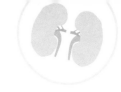

中西醫對養腎的看法

西醫的腎就是指腎臟，依據器官的功能而定義，也就是排尿、排毒的功能。但中醫的定義就廣泛的多，中醫的腎指的是泌尿系統、生殖系統、免疫系統、神經系統、內分泌系統、及呼吸系統等的綜合泛稱。因此當我們說一個人有腎虧情形，如腰酸、白髮掉髮、記憶退化、齒搖耳鳴、性功能低下、不孕等症狀時，就要小心是腎出了問題。在中醫上腎包含下列幾個方向：

＊腎主藏精

腎與身體的水分生成有關。人生來就帶有天生的精液，這些精液透過後天的保存、使用而決定它的使用年限，如果父母給你優質的體液，但經過你後天使用不當，依然會讓腎提早老化，因此每個人都要好好保存腎臟的使用年限。此外，腎也與生殖系統密切相關，包含男人的精子、女人的卵子，都是由腎產生，如許多女生常會吃冰，引發腹部冰冷、疼痛，都跟腎有關係。因此保養腎就能對五臟六腑產生滋養的養分，並排出身體廢物、毒素，為人體提供良好的循環效果。

＊腎主水

中醫說腎不好分為腎陰虛與腎陽虛兩種。當腎陰虛時，會產生頭暈目眩、潮熱盜汗、身體消瘦，容易出現小便次數多，尿頻尿急的現象；腎陽虛時，人容易有疲憊感、腰膝冷痛、四肢冰冷、很少流汗等，容易出現小便次數少，身體浮腫等症狀。而久病的病人也有可能兩者情形皆有。因此腎要好，才能將水分往身體各部位送去，否則營養無法透過水分傳輸，身體就無能量。

＊腎主納氣

我們常聽人家說腹式呼吸法，說的就是透過腹部的力量，將氣往肺部帶，只有在腎氣充足的時候，呼吸才能直達肺部。

＊腎主生髓

腎精藏於骨髓、脊髓及腦髓裡，因此如果腎精不足，則骨骼無法發育健全，身體容易老化，因此與我們的青春有絕對的關係。要防範未老先衰，就要保護好腎。

＊腎開竅於耳

現在的青壯年不到老年，即有耳鳴、白髮、掉髮等問題，因為中醫發現腎與內耳神經有關，當腎好時，耳聰黑髮；反之，當聽力減退。總而言之，中醫以全人醫學，整體宏觀的看待腎的問題；而西醫則是以解剖醫學，預防性的防治疾病的發生。

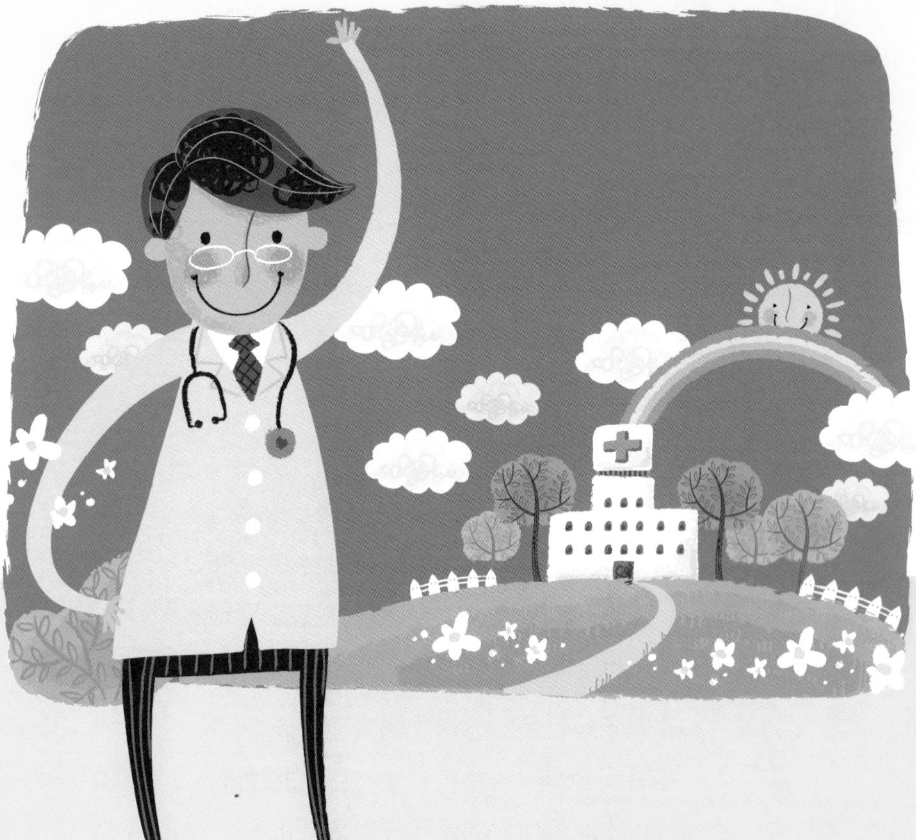

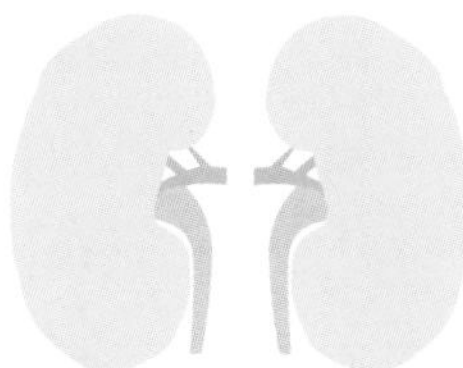

Part 03

保養腎臟，從日常做起

如果說腎是父母給我們先天的能量，
那麼保養腎臟就是我們後天必做的功課，
才能幫助我們保有青春抗老化。
這節我們來告訴你如何透過日常生活中的保養，
維持腎臟的活力。

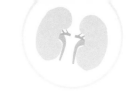

養腎，從早晨起床後的保養

＊如何做好水分的補充與調節？

一般而言，正常健康的人在吃了鹹的食品後，會口渴想喝水，多餘的鹽分和水分變成尿液後排出體外，所以不會有水分和鹽分的調節失常。

然而，患腎臟病的人體內就無法出現如上的正常程式。患者在吃了鹹的東西後一樣會口渴想喝水，但多餘的鹽分和水分卻不能變成尿排出體外，它會殘留在體內，便可能出現浮腫、體重增加、心臟擴大、肺積水、高血壓惡化等症狀。

水分乃為人們生活不可欠缺的重要元素，腎臟病患卻會由於攝取過多水分致使浮腫情形更嚴重，所以在急性腎炎與急性腎功能衰竭的情況下，必須有效限制水分的攝取。多留意體重與尿量的變化，適度補充與調節必要的水分，對腎臟病患非常重要。

早晨起床時雖要補充水分，但腎臟病患口渴時切

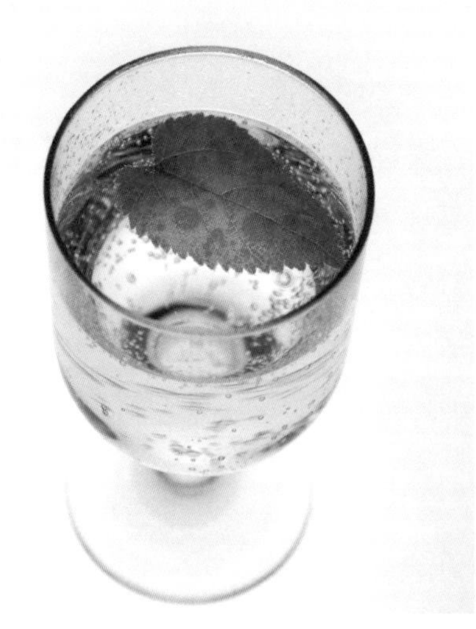

忌大口大口地喝，仍舊應該依症狀適量的攝取。

一般而言，想喝水的原因，多半由於吃飯時攝取了鹽分，因此若能在飲食上減少鹽分，就能減少水分的攝取。

腎臟病患者限制水分攝取的方法，一般而言，依症狀來計算水分的補充量，即以前一天的排尿量加上三百至四百毫升的量，有時也有攝取五百至八百毫升水分較適當的情況，前提是能遵守限制食鹽的飲食療法。

＊檢查臉和手腳的浮腫情況

浮腫是腎炎和腎臟病最明顯的症狀，特別是位於眼瞼處的浮腫，通常是腎臟疾病的主要特徵。若浮腫情形嚴重，還會導致眼皮無法睜開。因此，當臉和眼皮有浮腫情況產生時，可能有患腎臟病之虞。

當然，其他疾病也會引起浮腫情況，例如心臟

✚什麼時候需注意水分及鹽分攝取？✚

接受腎臟病治療時，宜特別留意如有下列情形者，必須限制水分和鹽分的攝取：

1.出現高度浮腫和腹水的腎臟病症候群。

2.急性腎功能衰竭。

3.長期接受血液透析和腹膜透析療法的患者。

病、肝硬化、營養失調、貧血、甲狀腺功能過低或腳氣病等疾病。腎臟病的浮腫全身都有可能會發生，例如下肢、腰側部位和手腳等，浮腫嚴重時，也會擴及男性的陰囊和女性的會陰部。

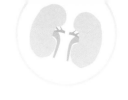

腎臟病浮腫最嚴重的情況為腹水，水分還會由皮膚滲透出來。因為大量白蛋白從尿中遺失，血中白蛋白含量下降，血漿膠體滲透壓下降，大量水分從血液滲透到組織間隙中，引起水腫。

如何判斷是否發生水腫？可用手指輕輕按壓浮腫處，若所按壓的地方會凹下去卻不會立刻恢復，即是典型的組織間隙水分增多造成的可凹性水腫症狀。一旦浮腫嚴重，腹部和胸部還會積水，甚者還會伴隨呼吸困難等危險徵兆，同時腹水會造成腹脹、腹痛等，食欲也會降低。

浮腫出現前的症狀，首先排尿會較平常明顯減少，渾身疲倦無力。如出現這種情況，就要限制食鹽的攝取。

- 因急性腎炎引起的浮腫，嚴禁食鹽攝取。
- 使用利尿劑增加尿量，促使積存與體內的鈉和多餘的水分排出體外，但會產生電解質紊亂的副作用，需特別留意。

＊檢查排尿是否異常

腎臟是製造尿的工廠，如果腎臟出毛病，尿就會出現異常。

尿的異常，因病因不同而有多種類別。人們常以為，尿液只要是乾淨清澈的，就代表腎臟沒問題，事實上未必如此。尿色發紅很可能會引起患者的警惕，但若尿液出現無色透明像水一般的狀態時，常引起人們忽視，卻很有可能也是腎臟不正常的狀況。以下情況出現表示尿液異常：

- 排尿次數異常。
- 排尿方式異常。
- 尿量異常。
- 尿的成分異。

這些異常現象，大部分是以混合的情況出現，也可能只有一種症狀。每個人一天的平均排尿量有所差別，一般是一千兩百至一千五百毫升。如攝取過多的水分，尿量會增加。如果較平常排尿量多，例如三千毫升以上，或相反地在五百毫升以下的話，就是排尿異常。

一天的平均排尿次數，差不多是五至六次。比平均的排尿次數多，叫做尿頻。會在患

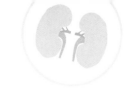

膀胱炎、腎盂腎炎等尿路感染或前列腺肥大等疾病時發生。

尿量減少，一天在五百毫升以下稱為尿少。正常人喝水少時尿量有所減少，這時腎臟排水量下降，但排出電解質和代謝廢物功能正常，從而尿液濃縮，尿色加深。而如果少尿時尿色淡，可能是因為腎臟機能停止正常運作，毒物滯留體內不能排除，需立刻接受人工透析療法。

尿量驟增，一天出現兩千至三千毫升，稱為多尿，一般發生在急性腎功能衰竭的多尿期和尿崩症等。

還有其他的排尿異常狀況，比如尿排到一半就沒了、尿線又弱又細、尿閉（完全尿不出來）等，這些症狀無法斷定腎臟病是主要原因，因為可能跟腦神經系統的疾病和前列腺肥大等病症也有關聯。

✚ 如何讓排尿保持最佳狀態？ ✚

要使排尿保持在最佳狀態，務必做到以下幾點：

1.有尿意時不要憋尿。

2.攝取適量的水分促進排尿。

3.不偏食。

4.鹽分的攝取不過量。

5.勿胡亂使用止痛劑。

穿著之道，忌寒冷與濕氣

＊衣著上特別注意下半身的保暖

腎臟病最忌寒冷與濕氣，更是嚴禁弄濕身體，倘若身體暴露在寒氣中，血管便會收縮，血流不暢，流到腎臟的血液就會減少。在延緩腎臟病進展的方法裡，讓全身的血行順暢極為重要，因此就要保持適溫。

冬天需注意保暖，而夏天更要特別留意，避免長時間待在冷氣房內。工作時，最好選擇穿能常調整皮膚露出面積的獵裝夾克等衣服。

腎臟病患者特別需要穿保暖性高的內衣，避免散失體溫，還要特別注意下半身的保暖，可穿著質料厚的短襪或褲襪。

＊穿著有美感，也要注意保暖與吸汗

- 褲襪不要選擇尼龍製品，宜選擇保暖與吸濕性優良的材質。
- 汗衫，在女性方面不是罩衫加胸罩的輕便裝束，而要在胸罩上穿相稱的汗衫。

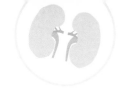

- 為了不使下半身、腹部受涼，穿貼身連身內衣，但不要太緊。
- 使用市售的腹帶或自製的腹帶。

穿鞋以輕便為原則

- 女性要避免高跟的淺口無釦無帶之類的皮鞋。
- 中跟的鞋子適合任何工作場所，但要選擇防濕性好的材質。
- 在工作中的鞋子，如果不是在吵雜的工作場所中，可穿健康涼鞋代替上班鞋。
- 非洽公外出時，可穿輕便運動鞋。
- 穿普通的拖鞋要注意走路。

天涼時穿上外套、圍上圍巾

長時間吹冷風，除了會破壞自主神經的平衡，也容易引起感冒。感冒是急性腎炎的原因之一，一旦急性腎炎轉變成慢性，就會使腎臟病極端惡化。有許多惡化的例子即是由於受寒和過度疲勞而引起感冒的，因此，在冷氣房內，尤須注意保暖：

- 在冷氣房工作時，為保暖起見，務必做更換位置等可能的調整。
- 可放置隔開冷氣的屏風或簾子。

＊夏天出汗時的注意事項

出汗雖是人體的自然現象，但對腎臟病患來說，則是需留心與警惕的信號。關於腎病患者在夏天流汗需注意的事項如下：

盡量避免流汗

普通健康的人一天出汗量為一．八公升，但因個人身體情況不同，出汗量也有差別。腎臟病患者要盡量避免大汗淋漓，因全身被濕氣包圍，易使腎臟本來的正常功能降低，如不可避免的會流汗，不妨參考以下幾個小步驟：

- 流汗時，要不厭其煩地立即將汗水擦乾。
- 如因流汗而弄濕內衣時，最好要能及時替換。
- 盡量不要處在容易流汗的環境內。
- 即使口渴時，也不要大口大口的喝水。

此外，也需注意就寢時的盜汗。如果滿頭大汗地睡覺，不久就會變成冷汗被體內吸收。睡覺時最好在身邊放置毛巾，如果在睡覺中流大量的汗，發覺時就要立刻擦乾。

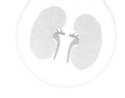

盡量不讓不必要的水分殘留在體內

腎臟病由於不能順暢地處理多餘的水分和鹽分，且順利地將尿液排出體外，所以體內會殘留不必要的水分並產生浮腫，體重增加。通常我們的飲食多少都含有鹽分，所以吃飯後補充水分是極自然的事。但口渴可隨時喝水，只有身體健康的人才行，對接受腎臟病治療的人並不合適。因此，不是要刻意控制水分的補充，而是要特別節制飲食內容中的鹽分為最先考慮。

不要開著冷氣睡覺

夏天即使天熱也要避免開著冷氣入睡，因為最重保暖的腎臟病患最怕的即是著涼。

＊穿能促進全身血液循環的衣物

保持腎臟病患的血液循環順暢，對維持身體健康最重要。宜避免穿著會阻礙血液循環的衣物，不穿會束縛身體的衣服。

無論是男性或女性，以穿著輕便服裝為宜，避免壓迫身體，增加身體負擔的衣服。一般市售的女性衣服雖然看起來漂亮，卻會造成身體負擔，如過分勒緊與壓迫腰部，都會妨礙體內血液的流通。

即使是寬鬆的衣服，也要選擇適合自己的體型，原則上以不會給身體造成壓迫感的即可。

男性腎病患者，也要注意不穿緊身內衣，且不要將皮帶繫得過緊，可考慮穿吊帶褲，不穿要使用皮帶之類的褲子。

腰部有鬆緊帶的內褲，則要選擇彈性良好的。

在輕鬆休息時，男性患者可著運動服，女性患者則穿不會束緊身體且舒適的休閒服，還是能享受穿各式各樣衣服的樂趣，只是需保暖與舒適的必要原則。

＊避免穿得過多引起不適

腎臟病患者由於長期的病痛折磨和療養生活，較容易產生不安和焦躁，並引起精神性疲勞，且通常易對疾病過度神經質，容易感覺疲勞。

比如在穿衣上重複穿著或穿得過多不但不必要，還會使身體在適應溫度上造成高溫刺激，血管的收縮會變大；且重複穿和多穿也會成為身體疲勞的原因。如果因為太過著重保暖工作，穿得過分厚重，反而容易誘發出汗，未能馬上擦乾汗水而著涼就得不償失了。

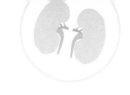

＊穿上保暖且吸濕性強的內衣

務必穿著保暖性強的內衣，以不壓迫肌膚、觸感輕爽為原則。選擇穿吸濕性與透氣性佳的內衣，是腎病患者的療養生活最必要的。不妨自己動手製作一種裝有保溫用懷爐袋的內衣，套在肩、胸和背部處，除了感覺溫暖外，還可預防肩痠。作法如下：

- 將舊的毛衣或運動衣的領口剪掉。
- 腋下的位置也剪掉。
- 身長弄短些（只留背部處稍微長一些）。
- 穿在內衣的上面（防止低溫燙傷）。

＊養成不脫襪的習慣

俗話說「寒從腳下起」，有腎臟病的患者在注意保暖時，千萬不要忘記穿上襪子。襪子的保暖功能很好，所以要盡可能穿著它。

養成穿襪子的習慣

女性無論是夏天或冬天似乎大部分時間都穿著襪子，而男性除了冬天之外，大部分時間是光著腳丫的，儘管如此，還是盡量穿著襪子不要脫下來，因為不論是夏天或冬天，腳底都容易受寒。

注意下半身的保暖

盡量不讓腳底冰冷，對身體的保暖很有幫助。

冰冷的感覺，通常不是同時遍布於全身，而是局部出現。通常如果寒氣由腳底到腰部，下半身冰冷的感覺就容易移到全身而感到寒冷，此種情形，對腎臟病來說是最不好的，容易使病情惡化。

就寢時可穿布襪來代替襪子或短襪

因襪子和短襪的鬆緊帶部分容易把腳勒緊，易妨礙血流順暢，如果是布襪的話，就沒有這種疑慮。或使用襪套也可。

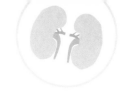

安靜，為居家之道

＊拒絕噪音——住得溫暖安靜

腎臟病的治療最需要安靜，通常十分需要充足的睡眠，一般而言，夜間的熟睡是最不可缺少的。為了熟睡，就要避開妨礙睡眠的外在因素。

都市生活對腎病患者的不利影響

都市的生活，經常會被不必要的噪音所干擾。吵雜的噪音經常在身邊縈繞，容易使人焦躁不安。如因為噪音而產生精神平衡感覺系統的紊亂，會變得易怒，也會引起睡眠不足與失眠，心情更會越來越焦躁，亦即精神方面疲勞感會逐漸累積，即使病患努力想要睡著，身體反而容易感到疲倦，造成血壓上升、呼吸困難或食欲不振。

使用隔音建材來防止噪音

為了阻絕噪音好能夠舒服地安眠與熟睡，可使用隔音建材將噪音隔絕在外。

市面上有各式的隔音建材，宜選擇機能性優良的建材。此外，記得在窗戶和出入口等處，換上鋁制窗框，窗戶變成了兩層，隔音的效果會更好。

播放自然音樂來阻隔噪音

除了依賴隔音建材外，不妨試試播放自然音樂，舒緩的音樂效果，比較不容易將焦點集中在噪音上頭。

栽種綠色植物將噪音隔離

噪音從任何地方都能進入，即使平常不注意，一旦生病時，便對聲音格外敏感，容易聽任何聲音都覺得吵。噪音干擾使得神經興奮，無法集中心力於日常生活，倘若家中四周允許的話，可種植樹木讓樹籬將住宅四周包圍起來。如果是水泥和混凝土的圍牆，心理上會較具壓迫感，還是以綠色植物的效果較好。

一般在住宅地周圍栽種較常見的綠色植物有龍柏、茶梅、黃楊、七里香等。種植不但能體會布置樹林的趣味，還可透過觀察樹木變化體會四季變遷，還可減低噪音所引起的焦慮。

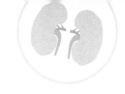

＊腎臟病患靜養的居住條件

腎臟病患者需要靜養，必須主動創造靜養的居住條件。但如果起居室和臥房在二樓，常常需要樓上樓下來回跑，即使病況比較穩定，也會有疲勞時。

如果你的寢室在二樓，廁所卻在一樓，半夜醒來如廁還必須下樓。建議將居住條件調整到最舒適的狀況，如果二樓有寢室，廁所也應該設在二樓。如果吃飯、打電話、上廁所等都在一樓解決，就有必要把二樓的起居室和寢室也移到一樓。

＊盡量避免接觸冷水

腎病患者如果剛好是家庭主婦，通常做炊事、洗濯、打掃等洗刷工作的時間會很多，但洗刷工作因為是從皮膚表面會把寒氣誘入體內，對腎臟病並不好，所以如果在進行家庭的清潔工作時，最好盡量使用熱水，而如洗米或切菜也盡量以溫水來完成。

要避免直接接觸冷水，倘若家裡必須要用到冷水清洗窗戶或打掃時，這些事情可委請家人或清潔公司來代勞。

此外，洗澡時的熱水溫度也要留意，以攝氏四十至四十二度左右為宜，特別是冬天，即使燒好了熱水，也很容易變涼，一旦涼了就該再加熱過。夏天時也要將冷了的水溫重新加熱到適當的溫度。而洗澡後要留意不要著涼，洗完澡後，即使身體發熱，也不可以吹電風扇或冷氣。

＊避免讓室內過於乾燥

特別留意勿讓室內的溫度過高，也不宜讓室內太過乾燥，室溫以平均攝氏十八至二十度左右為適溫。冬天則盡量讓室溫維持在攝氏二十二至二十三度左右。或即便室溫只能較低，也要記得穿上衣服保暖，或運用其他方法避免受寒。

室內常保持合適溫度

室溫太高，室內就越乾燥，會加速皮膚乾燥，且如果通風不是十分良好，室內將容易充滿髒空氣而致使喉嚨疼痛，容易得咽喉炎等上呼吸道炎（即感冒）。

減少極端的溫差刺激

如果腎臟經常沒有充分的血液流量，就無法完成原來的機能。因此，要盡量避免由高溫潮濕所引起的極端的溫差刺激。

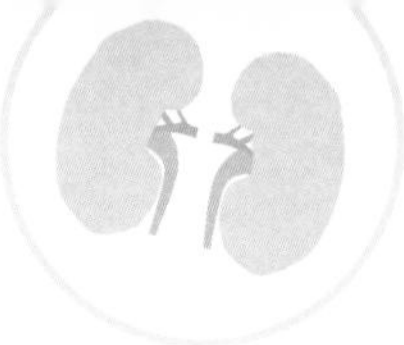

如果室內的溫度過高或太過乾燥，容易引起的身體障礙

- 使體表血管（即位於身體表面的血管）的收縮變大。
- 促使大量的血液一次流入腎臟。
- 導致腎臟疲勞。
- 讓血液上升。
- 促使與血液循環有關的其他器官疲勞，如心臟等。

注意室內室外的溫差

要注意在適溫的室內和外出時的溫度差異。一般而言，在冬天時，室內和室外的溫差最大有可能相差到攝氏十五、六度左右，所以要盡量避免受到此種溫差的刺激。

要維持暖和的室溫，擁有好的暖氣設備就十分必要了，以下為幾個注意要點：

- 選擇以前不曾引起事故的品牌。
- 選擇即使使用頻率高，性能也不會減退的。
- 為許多家庭所使用，信用較好的。
- 好用且搬運方便的。
- 設計可視為室內裝飾家具的。

• 和同類產品相比較為省電的。

室溫若能一直保持在合適的溫度內，就沒有保暖上的擔心，但因難免有個人差異，不妨自備一台暖腳器；若使用煤油爐保暖，則務必要小心使用。

＊積極創造熟睡的居家環境

夜深人靜時，如果寢室內仍能聽得見屋外的噪音，對腎病患者休養病情可說十分不妥，宜積極創造良好的居家環境：

創造安靜的居住環境

• 由噪音嘈雜的商業區，遷往幽靜的住宅區。
• 將臥室移到比較安靜的房間。
• 房間裝設隔音設備。
• 調整睡眠時間，在不會擔心噪音的時段來入睡。
• 有必要使用為遮斷噪音的隔音建材來改裝寢室。

✚腎臟病緩者要選擇好的暖氣設備✚

腎病病狀穩定至快痊癒時，對寒氣和冷氣仍需多加注意，切勿不可因心情上的放鬆而粗心大意。

記得要經常注意保暖，特別是冬天的室溫要保持在攝氏二十至二十三度左右，同時要保持通風。

保持舒適的睡眠室溫

良好的睡眠環境和飲食療法，是腎性高血壓患者持續治療的重要關鍵。

一般新陳代謝旺盛的人所產生的體熱特別高，所以年輕人在睡眠中產生的體熱較高，即使沒有暖氣，自己也能創造出可說是舒適的「寢床氣候」。

這是因睡眠中的大腦由抑制的壓力中解放出來，所以血管擴張，使皮膚溫度上升之故。

相反地，許多腎性高血壓的人，因已屆中老年，所以睡眠中產生的熱量比醒著時要少，亦即因血管沒有充分擴張，所以皮膚溫度也有下降的傾向。

此外，一般室溫一超過攝氏二十八至三十度以上，就會開始覺得悶熱難受，而室溫在攝氏十三度以下，如果沒有開暖氣就不舒適。室溫急劇上下變動也容易感到不舒服。

因此，高血壓患者所處的室溫也不得不保持在攝氏二十度左右。為了睡眠中的「寢床氣候」的穩定，也需要有保暖的舒適寢具，作為保持舒適的睡眠室溫之用。

安眠的寢具及其使用方法

熟睡可說是最有效的靜養，如果能從輕微的假寐逐漸進入熟睡中，就可達到靜養的目的。正常的睡眠時間依年紀改變而有所不同，十至二十歲是十小時左右，二十至四十歲為八小時左右，五十至六十歲以後為六小時左右，當然也有個別的差異。

個別差異裡，有睡不好或睡得淺各式各樣的睡眠，血壓高低也會有所影響，也有體質性的睡相不好。因此為了熟睡，不妨試著改變睡眠環境的條件，最簡易的改善方法即是選購能幫助安眠的寢具：

- **重量較輕的寢具。**例如：羽毛被或不會對身體造成壓迫感的棉被。
- **保溫性佳的寢具。**
- **毛毯、毛巾被、薄夏被等也不錯，如果有輕薄的棉睡衣更好。**
- **枕頭選長型又寬大的。**

市面上有賣適合單人床的尺寸，也有依個人喜好另外訂做的。枕頭內的填充物，要避免僅是海綿的柔軟物，多少硬一點的較好，因如果讓頭深陷在枕中，容易妨礙血流的循環；枕頭尺寸大小可以肩寬為基準。

- **離子坐墊的使用，也有促進熟睡的效果。**

此外，記得將充分吸收汗水的寢具拿到陽光下曝曬也是極為重要的，務必讓寢具保持絕對的清爽與乾燥，才能睡得舒服。

• 選擇好枕頭

一般人約自三十五、六歲以後，身體和骨胳逐漸變得堅硬，背脊傾向彎曲，在睡眠時，頭部特別需要枕頭用以支撐頭部。如不使用枕頭或使用較低的枕頭仰睡，血液容易流到腦部，對腦的刺激也會增加。倘若使用較高的枕頭，容易壓迫頸動脈，增加腦壓，同樣會增加腦的負擔。

此外，即使使用相同的枕頭，當睡在較柔軟的床上時，背和臀部會陷得較深，所以實際上枕頭會變高，相反地如果睡的是又薄又硬的棉被，因身體不會下陷，所以反而需要高枕。

選擇對患者有益的棉被

對腎性高血壓患者來說，使用厚重和濕氣重的棉被非常不妥，厚重棉被容易使血壓升高，並且壓迫心臟。若壓迫到胸部和腹部，則會給內臟

✚ 理想的枕頭 ✚

理想的枕頭高度，應該是要能讓頸椎的彎曲盡量能保持在生理上五至六公分。枕頭的大小，以長七十公分、寬五十公分左右為宜，長度至少要與肩同寬。

裝枕頭的素材以蕎麥皮為好，因其具有透氣、防溫、有彈性、適合長久使用等優點。然太有彈性的枕頭，在睡眠中會妨礙腦部細微的震動。

✚ 舒適寢具完全DIY：香草枕安眠法 ✚

香草是香辛類蔬菜，其葉、莖、花等均可食用。紫蘇、野蜀葵和水芹也都屬於香辛蔬菜。

功效：香草的生葉泡茶來喝具有鎮靜的作用，作為填充物放入枕頭內則可緩和情緒。獨特的香味能讓人在不知不覺中就入眠。

作法：

1.將布裁減成寬二十公分、長二十五公分，並縫製成袋子。

2.把薰衣草或其他香草放入袋中。

3.袋子裝到平均約三至四公分的厚度，再將袋口縫起來。

4.將裝有香草的枕頭袋再套進一個枕套裡即大功告成。

＊ 若強烈香味的香草量不夠使用時的作法

1.把裝強烈香味的薰衣草的袋子縫製成較小的袋子（寬十八公分、長二十公分），再裝入厚三公分左右的棉花。

2.將裝有香草與與棉花的袋子再裝進另一個外袋內（寬二十二公分、長二十五公分）。

3.在裝有棉花與香草的袋子和外袋之間，填入適量的香草，加以調整形狀。

4.調整好後裝入枕套內即可。

香味如果不夠明顯時，不妨適度揉搓即可讓香味出來。善加保存香草枕，通常可使用一年。薰衣草即使只放在床上，也會滿室盈香。

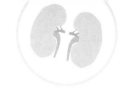

和呼吸機能造成負擔。

以下幾點細節需留意：

- **羽毛被：**一般常使用的羽毛被多用無保暖性的雞毛被，但它與棉花一樣會吸濕而容易變重，保暖效果不佳。以水鳥的羽毛較為理想。
- **換掉厚重被子：**最好藉季節轉變時，換上輕暖的被子，換上新棉被還能轉換心情。
- **被子的水分是高血壓的大敵：**水氣多的棉被，既重且冷，對高血壓的人最不好。即使天氣不熱，人的皮膚也會不斷無自覺地蒸泄發汗。
- **起床後先將棉被攤開：**水分很容易被棉被吸收，特別是如果置於除濕性不佳的櫃子內，容易隱藏濕氣，最好起床後先將棉被攤開，再收藏起來。
- **多多曬棉被：**曬棉被時，太陽中紅外線的熱氣或風會將棉被裡的水分蒸發，在纖維之間的空氣，會膨脹而鼓起來。棉被在曬了之後就會變得較輕且含氣量多、留有暖氣且觸感佳（日曬時間以上午十點至下午二點為宜。過了三點，通常氣溫下降，陽光也沒了）。

＊腎炎病人的性生活

正常適度的性生活有利於協調夫妻感情，保障婚姻幸福美滿，又可增進健康，延緩衰老。腎炎病人能否擁有性生活，則要從腎臟的功能談起。

腎臟的生理功能十分廣泛，可生成尿液，排泄體內代謝物，調節水、電解質和酸鹼平衡，維持人體內環境的穩定，還有內分泌等功能，因此在人的生命活動中占有重要地位。中醫認為「腎藏精」是其主要生理功能，即先天生殖之精與後天水穀精微化生之精均藏於腎內，腎精充實，元氣旺盛，則全身臟腑皆得溫養，因此，腎臟也被稱之為「先天之本」，過度的性生活容易傷腎而耗竭其精。

有鑒於腎臟具有以上重要生理功能，腎炎病人就必須在性生活方面予以節制。在急性腎炎、慢性腎炎急性期或病情尚不穩定的情況下，不宜過性生活，以免加重病情或不利於疾病的康復；在慢性腎炎康復期病情穩定時，可根據病情適當過性生活，但切忌過度，且要盡量減少性生活的次數，以養息腎臟，對疾病的康復是有積極意義的。腎炎病人及其配偶還需注意性生活的清潔衛生，在房事前後均應清潔外陰部，以防泌尿系統感染後導致病情加重。

對於未婚病人而言，在腎炎未癒前不宜結婚，以免因婚後的性生活或女病人婚後懷孕而使腎炎反覆發作，加重病情和腎功能的損害。一般應在達到臨床痊癒後才可結婚，臨床痊癒即指病人症狀全部消失，腎功能及尿常規檢查正常，停經後一至二年內無復發。

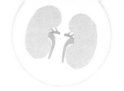

腎臟病患者該注意的工作保養

＊病後工作的禁忌

即使腎臟病好轉後，得以重新回到工作崗位，但仍需注意重新工作後的生活。

- 病情好轉的剛開始，工作量最好能減少，縮短工作時間。
- 嚴禁喝酒應酬與通宵打麻將，務必保持正常規律生活的步調。
- 訂定每星期的計畫表，以之為基礎來行事。
- 睡眠要充足，飲食要正常。排尿、排便也要定時。
- 星期例假日，盡可能靜養，可讀書或聆聽唱片，但不要盯著電視看。
- 盡量避免外食，注意不要攝取過多的鹽分。
- 不要做體力較重的家務勞動。
- 最好避免打網球和游泳等劇烈消耗能量的運動。
- 女性患者要節制生育。懷孕易導致自然流產，有死胎的危險。
- 避免騎腳踏車、機車等二輪的車子，因交通事故時會促進出血的危險。
- 遵守飲食療法計畫，控制體重不增加。

＊保持身心的安靜

腎臟病患者需要保持身心的安靜。主要原因是腎血的流量較大，運動量大時體內血液再分配，腎血流量會相應減少。此外，腎血流量還容易受感情的起伏、體力和飲食的影響。

因此，腎臟病患者所需要的安靜應該以什麼為基準較好？原則上因病情而異，以下為各類病況需要安靜程度的分類：

- **絕對安靜：**急性腎炎的初期、急性腎功能衰竭、尿毒症時。乏尿、浮腫和高血壓顯著時。
- **安靜第Ⅱ度：**血尿、浮腫、蛋白尿、高血壓等腎臟病症狀活動時。
- **安靜第Ⅲ度：**血尿、浮腫、蛋白尿、高血壓等的腎臟病症狀輕微時。
- **安靜第Ⅳ度：**適合重返工作崗位前的階段，也就是出院時的階段。
- **安靜第Ⅴ度：**即使出院也要繼續遵守安靜第Ⅳ度的安靜度。是回復工作的重要條件。
- **安靜第Ⅵ度：**如果是輕鬆的工作，可做五至六個小時。但是，要避免加班和肉體勞動。一直站著的工作也不好。
- **安靜第Ⅶ度：**大致恢復到正常健康人的程度。但是，不可粗心大意。打麻將、喝酒、

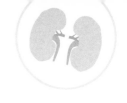

打網球和慢跑等活動會帶給腎臟多餘的負擔，所以要盡量避免。

- **安靜度第Ⅷ度以下：**適切的輕勞動、普通的勞動和平常健康人的勞動沒有不同。

上述分類主要是按照症狀來說明肉體上的安靜度，但精神方面的穩定也很重要。當病情沒有按照我們預想地恢復時，患者通常會精神緊張、焦躁，情緒不穩定。此時要盡量保持樂觀的心態，一心一意公克服疾病。回到公司上班後的生活方式也會改變，切勿意志消沉，應盡量放鬆心情，避免緊張，並開朗地接受新的事物。

* 通勤盡量保持安穩舒適

在經過適當的療養後，腎臟病患者的身體都能逐漸恢復，也可回到工作崗位。但由於病才剛復原，身體條件還比較虛弱，應避免搭十分擁擠的公車上班。以下為幾種保持安穩舒適的通勤方法：

- 通勤時盡量選有位子可坐的時段。
- 到公車起點站搭乘公車。
- 與公司協調調整上班時間，盡量錯開尖峰時段。
- 自行開車上班，若路上遇交通阻塞，避免過度緊張，不妨改變路線，繞道而行。

・提早出門避開擁塞。

對腎臟病患者而言，最重要的保健原則是讓身體適度休息，不勉強過勞。盡量避免給身體增加不必要的負擔，對日常生活中的瑣事也要多加注意。注意上下班時的體力維持，在人群中行走，盡可能保持緩慢。

開始上班的頭一個禮拜，身體狀況的調整並不會很順利，因此，回到家時，需儘快躺下休息，家人也要盡量配合。

天氣熱時，不要讓身體著涼，要穿長袖、準備圍毯。天氣冷時，要多穿衣服，手套、圍巾和口罩也不要忘了戴，回到家時一定要洗手、漱口。

為了做到以上各點，首先要訂定一個星期的計畫，努力過規律的生活。而上班也是其中的一環，要慢慢地習慣。睡眠要充足，飲食要正常，使回到工作崗位的身體保持在最佳的狀態。

＊冬天保暖，夏天保持常溫

冬天保暖方法

對腎臟病患者來說身體的保暖很重要。身體如果覺得冷，血管便會收縮，血液循環就

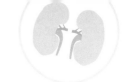

✚ 冬天外出時，務必要準備好保暖的衣物 ✚

以下為幾個必須注意的保暖方法：

1.口罩的使用。口罩雖只是小小的一塊布，卻是防寒的必須品。冷空氣直接由嘴巴進入最容易使身體感到寒冷。工作場合中口罩的使用則可依工作內容而定，只需在接觸戶外空氣時戴即可。另外，在流行性感冒與傳染病流行時，使用口罩還能降低被感染的機率。

2.手套是預防手指指尖麻痺的重要防寒物。

3.帽子可視個人喜好而定，多能有效防止頭部受寒。

4.最好多穿著套頭毛線衣。

5.善用圍巾。

6.風大的日子，穿上質地密實的外套比穿大衣較能防風與禦寒。

7.滑雪用的外套最好，下半身務必要保暖。

8.大衣不可太重。

9.穿長筒皮靴保暖。

10.穿不重不滑的皮鞋。

11.將辣椒用紙包起來放在鞋子腳尖處，可暖和腳尖（也可使用放在鞋內的簡便懷爐）。

12.質料厚的襪子，但要考慮吸汗性。

13.在腰與肩附近的衣服內放入懷爐保暖。

14.走路時切勿將手插在口袋內，因不能應付突發狀況容易受傷。

會變差。保暖以不會流汗的程度即可。因此，對腎臟病患者而言，冬天是最必須留意的季節。要做好室內的保暖工作，不妨有效利用暖氣設備。即使是在同一個屋子內，一樓和二樓、南向和北向的房間都會產生溫差。就寢時記得打上可保暖腹部的腹帶，或裹著毛毯睡覺也可以。

夏天保持常溫

夏天則由於戶外和室內的溫差較大，建議將室內的溫度調整成與室外溫度相差三至四度。因電風扇會抑制正常的排汗，所以宜盡量避免使用。使用空調同時最好使用計時器，將使用時間縮短些。

工作場所中的保暖對策須注意以下各點：

- 避免過度溫暖，太溫暖（高溫刺激）會熱得出汗。
- 嚴禁過冷。例如冷氣不要開得和戶外的溫度差太多，工作場所和家裡的溫度最好能相近。
- 勿使身體的新陳代謝太過旺盛，保持在穩定的狀態就好。

日常生活中需留意的具體對策

- 不要光著腳。無論是男性或女性，最好養成不打赤腳的習慣。四季都最好穿上襪子，特別是冬天的寒氣，會悄悄地從腳下潛入；在炎炎的暑夏中，雖然赤腳穿著拖鞋時的涼爽感覺很舒服，但對於腎臟病患者來說還是要留意，因為腳底易受寒，不知不覺間便會致使病情惡化。
- 以口罩來保暖。
- 注意室內的溫暖通風。
- 夏天外出時，盡可能穿長袖衣物，不要露出皮膚。
- 不要在冷氣房內待太久，電風扇也不可吹太久或直接對著吹。
- 不喝冰的飲料。

一般而言，上午由於血液循環旺盛，所以腎臟的作用也活絡，大約從午後三點開始，機能就會慢慢地降低。因此，要在腎臟有精力的上午工作，超過下午三點則讓腎臟休息。

＊重返工作崗位後的勞務調整

即使腎臟病的病情穩定，能再度回到公司上班，還是需要考慮一下是否能立刻回到生病前的工作。包括工作的內容、環境、勞動條件等都必須考慮，但想法勢必要做調整。

首先，要避免會過度疲勞的勞動。如提前上班與加班等等，較輕鬆的勞動內容則較不影響。當病後回到公司上班時，以下幾點是務必要注意避免或調整的：

- 過重負擔的體力勞動最好避免，例如修路和搬運重物。
- 像推銷員之類整天要在外面走動的工作，最好轉行。
- 站立的工作、出差和夜班多的工作，最好能更換工作或做職務調整。
- 戶外的停車場管理、在地下街等的工作也要調換工作崗位。
- 通勤如需花一個小時以上時，上下班時間的方便與否也要考慮進來。
- 工作中也要注意適當勞動量的調整。

＊重返工作崗位後的自我管理

回到工作崗位後，最重要的是自我管理。一邊要注意身體狀況，一邊還要能盡力求取工作與家庭生活的平衡，盡可能尋求最合適的生活方式。

＊留意腰痛

腰痛常令人懷疑是否有腎臟病，然而腰痛也有各式各樣的起因，一般說來，過度疲倦、熬夜、吃得太多、飲酒過度、水分攝取過多等飲食無節制，是腰痛出現的常見原因，而太胖、太瘦都會使腹肌與背肌較為虛弱，所以腰部變得不穩定而易引起腰痛，也有可能是內臟不好或脊椎問題、腰背肌肉損傷而引起的。

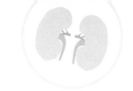

伴隨腰痛的腎臟病，如急性腎盂腎炎，症狀會寒戰並伴隨高熱而使腰與背部隱隱作痛。另外還有腎盂積水，即「水腎症」，是指輸尿管、膀胱、尿道等處阻塞引起排尿障礙，使尿積在腎盂，所以在腰部位置引起鈍痛或脹痛，有時也會有突發性的疼痛來襲。治療上，只要使尿流順暢即能痊癒。感覺有腰痛的病，還有腎臟腫瘤、痛風等。

✚日常自我管理的重點✚

1.遵守生活的節奏。訂定一天的時間表，配合生活週期生活。

2.早、中、晚三餐一定要吃，即使身體恢復了，也不能飲食不規則，特別嚴禁暴飲暴食，即使吃的少量也要選擇質佳的食品。

3.避免過度疲勞。工作中多半容易不知不覺間工作過度，最好要調整此時多做一些以後就能少做些的心理。

4.提防感染病症，特別要留意的是流行性感冒，因為感染極容易使快好的腎臟病再度復發。

5.保持身體清潔。

＊憋尿也會引起腎臟病

絕對不可憋尿。憋尿的害處不少，除造成膀胱的壓力越來越高，當這種壓力超過尿道阻力時，雖說不排尿，但是尿液還是會跑出膀胱與尿道，從而導致充溢性尿失禁。

憋尿者通常精神上往往既想忍著尿，又害怕尿液不自主地排出，沾濕床褥或衣褲，使得精神負擔很重，久而久之易誘發精神性遺尿，聽到水聲或看到廁所，尿液便迫不及待地排出。

長期的憋尿習慣，也會導致膀胱肌肉逐漸變得鬆弛無力，收縮力量變弱，於是會出現排尿不暢、排尿緩慢等現象。

老年人如果常憋尿，即膀胱頸部和後尿道部經常處於充血與水腫狀態，如果遇男性有前列腺增生障礙，女性遇膀胱頸部產生病變時，便易誘發尿瀦留，如此一來，即使想排尿也排不出了。

除上述影響外，長期憋尿會使膀胱內的尿液及尿內的細菌逆行至腎盂，引起反流性腎臟病或腎盂腎炎，久而久之導致腎臟實質結構的損害，以致發生腎衰竭，這種情況尤其容易發生在小孩身上。

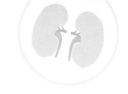

＊特別留意預防止浮腫時受傷

腎臟病患的主要特徵是產生浮腫，一旦產生浮腫，皮膚便會失去彈性，變得極容易受傷，因此宜留意避免產生褥瘡、割傷和擦傷等情況。

如利用假日打掃庭院或等，弄傷皮膚容易得急性腎炎。此外，濕疹和被蟲螫傷的皮膚病，也是腎炎的大敵，務必多加留意。

保持皮膚的清潔也是極為重要的，也有因使用不常用的菜刀切到手指而造成腎炎，或因被毒蟲咬到而誘發腎炎的例子產生。

如果是腳被鞋磨破或嘴唇乾裂等情形發生，則無需神經質或過分擔憂，而且即使受了傷，一般而言並不會立即轉變成急性腎炎，所以無需過分憂心。

況且如是普通的傷口，入浴時記得不要把患部泡在熱水中即可，但當腎機能極端衰退時，入浴時則有水溫的限制，如水溫不要太熱（約攝氏四十至四十二度），洗澡的時間以十五至二十分鐘為宜。

倘若入浴不方便時，可改以熱水擦拭身體、洗手或漱口來保持身體的清潔。

＊放棄短期出差的機會

重返工作崗位後，一般而言在經過六至十二個月後，公司極有可能會將康復的腎臟病患視為與一般健康的人無異，也有可能會交付出差等任務。雖然此時康復後的病患乍看之下已恢復健康，但如果不斷地勉強體力，易有復發原狀的危險，所以務必尋求公司的諒解，放棄可能改變生活作息的出差機會。因為長期出差都不可避免地造成飲食不正常，而且若出差當地氣候較冷，對有腎臟病病歷的人來說，易造成嚴重的傷害。

八個愛腎好習慣

＊養成漱口習慣

下班後或外出回家，首先要洗手，再來是漱口，手指務必要清潔，並常保口中乾淨。感冒時會增加血尿和蛋白尿，且易出現浮腫，對病情會產生不良影響。以冷水漱口可有一定的預防感冒作用。

即使平常腎臟很健康，但如果一再的感冒而引起扁桃腺炎等上呼吸道感染的話，也容

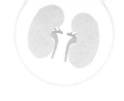

易罹患腎炎，亦即腎炎多半是因感冒所引起的扁桃腺炎、咽喉炎等上呼吸道感染症所誘發導致的。

因此，一般而言，感冒發展的不良影響路線為：感冒↓扁桃腺炎↓急性腎炎。

除了流行性感冒外，過度疲勞和無節制的生活也容易引起腎臟不適。

＊保持樂觀和愉快心情

擴大自己的興趣與愛好，對腎臟病有一定的幫助，可緩和精神上的緊張和不安。比如向圍棋和象棋的段位與晉級挑戰，或將興趣轉移到園藝，看見美麗的花朵綻放，只要能使心情平靜下來，對身體都有正面的幫助。

此外，維持愉快的心情，與家人交談，享受天倫之樂，是最好的精神安慰，也會是精力充沛的來源。

＊為自己保留獨處的放鬆時間

為自己保留獨處的時間，在這段時間裡，盡量地放鬆自己，不論是無所事事地度過、欣賞喜歡的音樂，或悠閒地發呆著都是適合的，避免焦躁不安的情緒產生，釋放情緒是消除煩躁與維持平靜心情的重要方法。

＊悠閒地洗溫水澡

保持身體清潔最便捷的方法就是入浴。洗澡不僅能將皮膚上的污垢洗淨，還能消除心理上的疲勞感，對於消除疲勞有很大的幫助。

洗澡水的溫度以攝氏四十至四十二度左右的溫水最為適當。洗澡不但能使身體疲勞的肌肉放鬆，還能幫助血液循環。洗澡的時間以二十至三十分鐘左右為恰當。但若洗澡時間過久，反而容易更加疲勞。

對腎臟病患而言，洗澡的適當時機應當是：吃飯↓洗澡↓就寢，因要避免洗澡後著涼，所以如在就寢前洗，對於睡個好覺會有幫助。

如果不方便全身洗澡時，可洗坐浴或將腳泡在微溫的熱水中，或用溫水擦拭身體。如習慣淋浴，則要避免長時間地待在浴室，因淋浴時，即使溫暖，也不能保持一定的溫度。

良好的入浴習慣，不僅能保持肌膚健康，對改善較為怕冷的情形也很有效。不妨搭配適當的按摩，如手腳、肩、腰、指尖或脖子、腹部等位置，如果懂得穴道療法，也可多加嘗試，同時還能增加入浴後消除疲勞的效果。

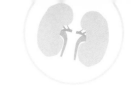

＊維持必要而充足的睡眠

注重睡眠品質

舒服的睡眠是絕對必要的，無論是肉體或精神上的休養，可說沒有比睡個好覺更好的方法。

一般睡眠時間是一天二十四小時的三分之一，亦即以八小時為標準；老年人則縮短為六小時左右。但由於有個人的差異，所以未必要依時間分配。此外，有良好的睡眠品質是最重要的，好的睡眠可消除疲勞，又能使身體輕鬆舒暢。

幫助入眠的音樂療法

夜間的睡眠如果不充足，不僅精神容易焦躁，還會異常疲勞，所以務必找出幫

保持良好睡眠品質的重要方法

1.隔絕進入房間的噪音。

2.照明燈具使用柔和光線的台燈。

3.以自己喜愛的窗簾來轉換臥房氣氛。

4.溫度與濕度盡量保持在能安眠的狀態。

5.將房間改裝成較為明亮的感覺。

6.使用乾淨的寢具。

7.看書或聽音樂來幫助入睡。

助入眠的方法。不妨試試能安眠的音樂療法。

- 精神疲勞時不妨聽流行音樂或古典樂：

  流行音樂：「黃金心」（Golden Heart by Mark Knopfler）

  古典音樂：莫札特（Mozart）「降B大調進行曲」

- 在心情沉重鬱悶時，古典樂的拉威爾（Maurice Ravel）「死公主的孔雀舞曲」（Pavane pour une infante defunte），流行音樂則聽「愛是憂鬱的」（Love Is Blue by Jeff Beck），能有助於心情的放鬆。

- 情緒非常不安時，古典樂可聽「托塞利（Toselli）小夜曲」、「愛是可愛的花」、「銀水珠波爾卡舞曲」、「浪漫曲」古典音樂：或蕭邦（Chopin）的「升C小調第一號波蘭舞曲作品二六——」、拉赫曼尼諾夫（Rachmaninoff）「第二號鋼琴協奏曲」

- 心情鬱悶時，容易意志消沈，以下的音樂能幫助恢復精神：

  聖桑（Saint-Saens）「死之舞」、史麥塔那（Bedrich Smetana）「莫爾道河」，在聽了這個音樂之後聽德弗札公克（Antonin Dyorak）「C大調斯拉夫舞曲」會更有效。

行房宜注意防止尿道感染

性行為是尿道炎的一條重要的感染途徑。因此行房後局部的清潔很重要。尿道炎除了排尿時會有疼痛不舒服的感覺外，也會出現膿性分泌物，並且，尿道處會紅腫。感染病原菌有大腸桿菌、葡萄球菌和鏈球菌等。此外，也有因濾過性病毒和三鞭原蟲而引起的。

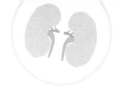

治療上，可遵醫囑給予磺胺製劑和抗生素等抗炎藥物，同時，在細菌還沒完全消除前，避免入浴、性交和飲酒。患尿道炎時陰部該如何清洗、保潔，務必要接受專科醫生的指示。

＊冬天如廁必須注意保暖

寒氣是腎臟病病情的大敵，最麻煩的是就寢後的如廁問題。熟睡中，半夜醒來突然想上廁所時，保暖的功夫特別重要，以下為幾個可留意的小地方：

- 將廁所的馬桶改換成具有暖和功能的。
- 在廁所安裝插座，裝置暖氣設備。
- 用保溫性高的材質改變廁所的裝修。上廁所時，不要只穿著睡衣，多加件長袍或保暖效果好的衣物有其必要。

普遍而言，一般廁所並沒有暖氣設備或位於保暖不佳的地方；而起居室和臥房又通常較暖和，與廁所的溫差很大，為了減少溫差，還是有些小撇步的：

- 將簡便懷爐隨身攜帶。
- 帶著可攜帶式熱水袋如廁，可充分保暖。

- 在廁所的地板上鋪設保溫用的床墊。
- 善用電毯。
- 在天花板的安裝溫風器。
- 不用跑廁所就能解決的方法，可使用尿壺。

尿壺有分男性用和女性用。女性用的尿壺，一般而言多以便盆取代，種類有室內用的便盆、椅式便盆、馬桶座溫暖的便盆等，不妨選擇適合自己病情狀況的便盆使用。

＊做森林浴

如能短暫遠離噪音充斥、人群紛雜的都市，對於腎臟病患者很有幫助。比如漫步在綠意盎然的森林中，享受由樹間傾瀉下來的和煦陽光，小鳥婉囀鳴叫，溪水聲潺潺流洩，小石子在溪流中閃閃發光，周遭人煙稀少等等，走向森林享受一趟森林浴，對於減低病情的心理壓力亦頗有幫助。

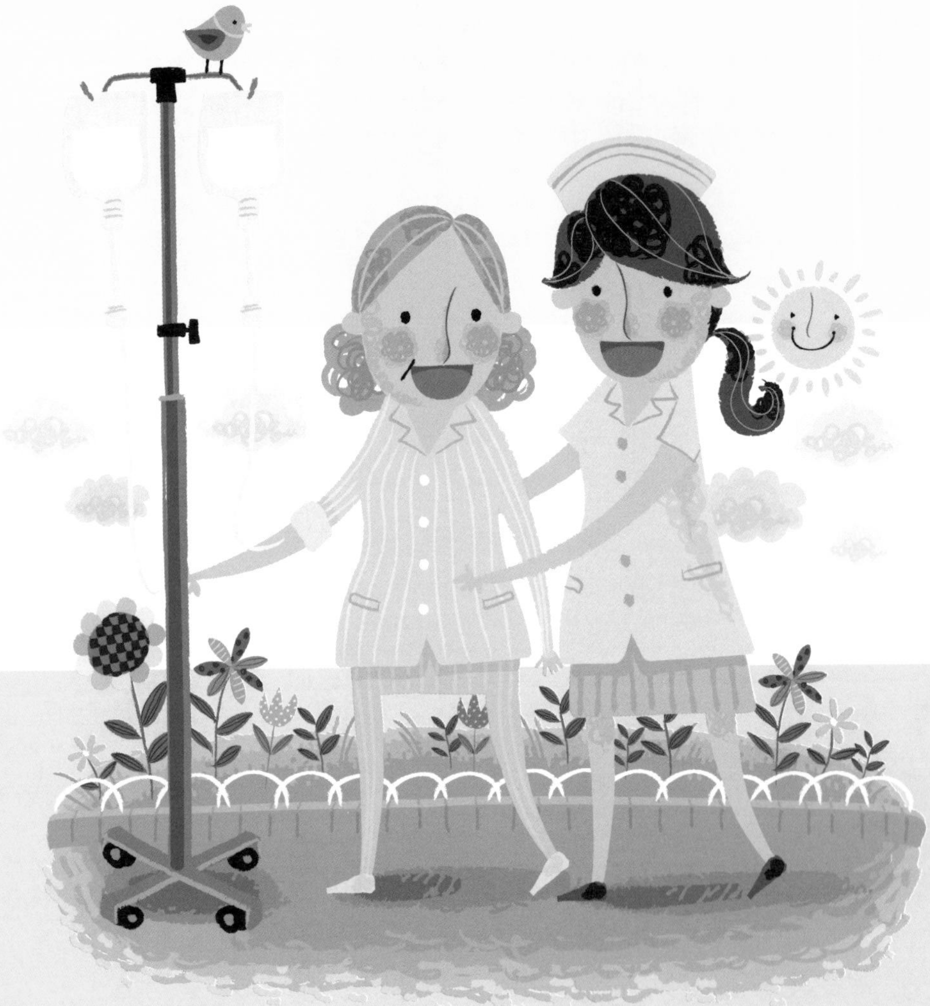

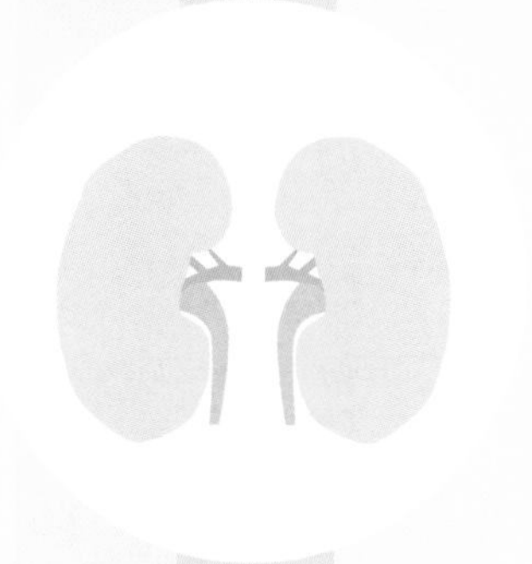

Part 04

腎臟患者的飲食之道

如果不幸腎臟提前老化，
有沒有什麼方式可以延長腎的使用年限呢？
在居家中除了穿衣、環境的維護都是保養腎臟的好方法，
保養腎臟老得慢，人也變得有精神。

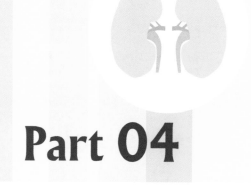

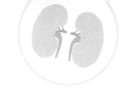

飲食之道，是預防腎臟病管道

腎臟病治療的主要方法是飲食療法。為預防和阻止腎臟病的發展，特別是延緩腎功能損害至腎功能不全，到進入尿毒症的過程，是腎病預防的重要研究課題。其中，飲食管理是非常重要的一環，一般認為是最基本且有效的方法。飲食療法的目的是為了減輕腎臟負擔，抑制腎功能損害的進展，如果能確實實行飲食療法，即使進入腎功能衰竭階段，通常也能夠延緩病程發展。

＊腎臟病飲食的四個基本症狀組合

腎臟病的種類很多，不同的腎臟疾病搭配的飲食內容各異。例如：慢性腎炎要嚴格接受水分和鹽分的限制，如果沒有高血壓，也沒有浮腫症狀，就沒有水分和鹽分的限制，反而要補充。而接受飲食限制的腎功能衰竭，也通常會因病情而改變治療的內容。

不只是腎功能衰竭，腎臟病會因症狀的經常變化，而區分該吃和不吃的食物，所以不能一概而論。

＊飲食的限制

含鹽量的限制與減少攝取方法有以下幾點讓我們來看看：

食物中的含鹽量

食鹽的限制是飲食療法的重要主題。平常一般的飲食，雖不嚴格限制食鹽，但近年來，一般人開始注重疾病的預防，所以特別注意宜低鹽。

在腎臟病中，食鹽的限制是飲食療法的重要原則，食鹽是鈉（Na）和氯（Cl）的化合物，而與浮腫和高血壓有密切關係的則是鈉。

一般而言，腎臟病的飲食在食鹽的限制上約為十公克左右，另外依症狀施行以下三

✚腎臟病的飲食療法✚

腎臟病的飲食療法，是就以下的四個症狀為中心而形成各種膳食組合方法：

1.有浮腫和高血壓，必須限制食鹽：減鹽、限制蛋白質。

2.連續蛋白尿，蛋白質的補充很重要：減鹽、攝取高蛋白質食物。

3.腎機能顯著降低，相反地不補充蛋白質：無鹽、無蛋白質，攝取高熱量食物。

4.乏尿與無尿，要限制水分：限制蛋白質、攝取高熱量食物。

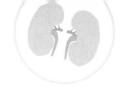

階段的限制：

- 最嚴格的限制是無鹽飲食。一天食鹽的攝取量在二・五公克以下。
- 稍微中度的限制，一天食鹽的攝取量為二・五至五公克。
- 輕度限制，一天食鹽的攝取量為五至十公克，接近於普通人的限制量。

一般日常生活中所攝取的食鹽，多是由醬油、味噌、醃漬物等所攝取而來的，而天然食品中也含有少量的食鹽，在超級市場販賣的加工食品也含有鹽分，在食用前有必要對照食品分析表，詳加瞭解各食物中所含的食鹽量。使用食品分析表時，通常必須注意季節、產地與處理方法，食品中鈉的含量也各不相同。

腎臟病患飲食的食鹽限制

- **急性腎炎**

急性腎炎患者絕對要預防食鹽積存在體內，飲食上以無鹽飲食或接近無鹽飲食為主。尤其在浮腫初期，因腎小球過濾值低，務必要嚴格限制。

- **慢性腎炎**

並沒有嚴格的限制。慢性腎炎除了腎病期之外，浮腫較不嚴重，故較無嚴格限制。

- **腎病症候群的食鹽限制**

務必要執行食鹽限制。

• 腎功能衰竭的患者

一天限制為五至七公克。前三種病症與此限制數值大抵相同。也有不用限制食鹽的腎臟病，比如低鹽症候群。

這是血漿中食鹽濃度低時會產生的症狀，是在給病人降壓劑或使用減鹽膳食和利尿劑時出現的。如需增加食鹽的攝取量或給予稍濃的食鹽水，務必根據醫師的診斷。

食鹽攝取的方法

腎病患者伴隨著浮腫和高血壓的症狀，就必須限制鹽分；當只有尿異常症狀產生，並沒有併發浮腫和高血壓等病症時，就不用過度限制鹽分，但也並非增加鹽分的意思，原則上一天要遵守攝取八公克以下的原則。

即使是一般健康大眾，一天平均的鹽分攝取量，最好也要限制在十至十三公克。一般人習慣烹調食品上添加較多的鹽分，以下提供幾種食物選擇方法，同時能減少鹽分攝取還能促進食欲：

• 以其他調味料代替

盡量選擇新鮮的材料，並且提醒自己在烹煮正餐時，許多盤菜裡只讓一盤菜可使用鹽，其他的以醋或低鹽調味料代替，如低鹽醬油和低鹽味噌。此外，天婦羅、乾炸食品、沙拉等，多運用奶油和油脂製品當作烹煮調味料，使食物味道更有變化。

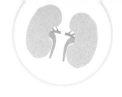

完全不需要鹽分的食品有：吐司、雞蛋三明治、麵包加果醬、奶油馬鈴薯等等。其他如罐頭等加工食品多含有大量鹽分，如果能花點心思將所含的鹽分弄淡，就能將餐桌上的飯菜點綴得多采多姿。

・不用含鹽分的湯汁調味

盡量選用鹽分含量少的食品，煮菜以良質的湯汁取代含鹽分多的醬油和鹽。例如：市售經過提煉的湯汁製品，或小沙丁魚乾等，熬煮海帶也能煮出好湯汁，讓食物味道更香，特別避免使用非天然的化學調味料。

又如烹煮乾燒魚，雖一般皆要使用少量的醬油和砂糖，但其實也可以甜料酒來代替。此外，在調味上可增加香味的還有薑、蘘荷、酸橙、檸檬、柚子等，既可彌補鹽分不足的香味，又變化味道，其他如咖哩粉、辣椒、芥末、胡椒等香辛料調味，也多可彌補鹹度不足的味道。

・香辛料可幫助減少食鹽的攝取

使用香辛料只要是一般的用量，並不會構成對腎臟的損害，因為香辛料並不是由腎臟排泄，而是由腸排泄的，所以並不會直接影響腎臟，但如果是嚴重的腎臟病症如倒臥不起就要限制。

為了提高腎臟病患因為限制鹽分而降低的食欲，有效地運用香辛料調味，就能促進食欲。但是仍必須注意，香辛料如使用過多，仍會因口渴而攝取過多水分，宜特別留意。

＊對蛋白質的攝取限制

蛋白質量的限制

限制蛋白質的目的是為了減輕腎臟病患的負擔，防止氮化合物積存在體內的血液中。減少蛋白質的標準，以體重每一公斤為〇．五公克，成人一天約二十五至三十公克。

一般認為腎炎病患不能吃蛋白質的觀點是錯誤的，因為蛋白質是人體的三大營養素之一，甚至對慢性腎炎發展到最嚴重時期——尿毒症期的病人，也多主張吃高品質的低蛋白飲食，亦即成人每日蛋白質攝取量不少於二十公克。尿毒症病患在進行透析療法期間，特別是腹膜透析期間，每日進食蛋白質量會更多。

而腎病症候群病人，因尿中流失大量蛋白，血漿蛋白低，而腎功能較好者，則每日可進食高蛋白飲食約九十至一百公克。否則，血漿低蛋白血症無法改善，水腫不易消退，機體抵抗力必然差，這對腎病患者十分不利。此外，普遍認為慢性腎炎病患由於血液中氮質明顯增高，故不加限制蛋白質的攝入，也是錯誤的。因其會加速腎功惡化，對病人也是有害的。故不同的腎病患者每日應進食多少蛋白量，務必經由腎內科醫生指示。

以下為腎病患者蛋白質攝取量限制的三階段：

- **蛋白質高度限制：**急性腎炎初期、急性腎功能衰竭等時。
- **蛋白質的中度限制：**一天的蛋白質量為平均體重一公斤約為〇．五至〇．七公克為標準。
- **蛋白質的輕度限制：**一天的蛋白質量微平均體重一公斤約一公克，與正常健康人無異。

選擇蛋白價高食品

除了量的限制外，重視蛋白質的質，也是十分重要的。首要注重的即是選擇蛋白價高的食品。所謂「蛋白價」，是表示食品內的蛋白質含量（每一百公克含有多少公克）。一般而言，蛋白價高、耗損少的蛋白質還是以動物性蛋白質為最好，有較為優良的蛋白質。

蛋白質是由多種類的胺基酸組合而成的，而維持健康不可欠缺的胺基酸有異白氨酸、白氨酸、蛋氨酸、笨丙氨酸、酥氨酸、色氨酸、纈氨酸、賴氨酸等八種，這些胺基酸組成蛋白質後，每一項都各自擔任重要的任務，缺一不可，所以被稱為必需胺基酸，而作為治療腎病的高蛋白質，以動物性蛋白質最優。

比如肉類中含有百分之二十的動物性蛋白質，比起其他食物含有較多的良質蛋白質的必需胺基酸，而一顆五十公克的蛋，含有六．四公克的蛋白質，可說與牛肉一樣是高蛋白質食品，其他如大豆和落花生等，也都屬於高蛋白食品群。

高蛋白質的攝取量則需因腎機能障礙的程度而異，原則上為體重每一公斤，即給予一至二公克左右的蛋白質。

＊對水分的限制

當患者出現浮腫嚴重、尿量減少等乏尿和無尿的症狀時，必須限制水分。因為，水分的調節限制，與腎臟的排泄程度有關。水分的攝取量，一般為前一天的尿量再加上約五百毫升左右。

水分因為占人體生命的最重要部分，如遇需限制水

急性腎功能衰竭患者需要限制水分

急性腎功能衰竭患者雖然一般在乏尿期，體重不會產生變化，但實際上體內仍是積存過多水分，所以務必要限制水分。此外，特別需留心觀察此時體重的變化，也要考慮補充或減少水分。補充量的標準，以前一天的尿量加上三百至四百毫升所得的分量為恰當。

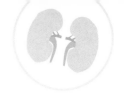

分，必定十分不適與痛苦，如欲稍稍減少伴隨限制水分所產生的口渴現象，不妨用冷水漱口或在口中含小冰塊等方法。

在限制水分前，務必先節制食鹽量，對水分的限制較有幫助，也較能斷絕想喝水的感覺。

＊鉀的限制

腎功能不良時，如果尿量逐漸減少（即腎功能衰竭），同樣的鉀的排泄也會不順暢，引起高鉀血症。

當高鉀血症日益嚴重時，亦是心臟有危險的症兆，若嚴重還會有生命的危險，此時最不宜攝取含鉀的蔬菜、水果和薯類。

相反地，在急性腎功能衰竭的利尿期或使用利尿劑變多尿的時期，鉀的排泄量會增加，因此會有引起低鉀血症的危險，所以此時則要攝取含鉀的蔬菜和薯類，由於在烹調過程時，鉀會溶解到湯裡，所以攝取量自然能有所限制。

＊如何攝取糖分

糖質對維持身體的健康很重要，與蛋白質、脂質並稱為人體三大要素之一。一般在使用砂糖調味時，如果放置過多容易覺得膩；而低甜味的葡萄糖聚合體，頗能抑制甜味。也有為抑制砂糖的甜味，有些人使用蜂蜜和糖漿。然而蜂蜜的成分，是由葡萄糖和果糖構成，亦即與砂糖相同。其實無論是砂糖、蜂蜜或果糖等糖漿，攝取過多都不好。但在砂糖中，黑砂糖的成分和精製細砂糖不同。因黑砂糖富含磷、鈣等礦物質，比起白砂糖對人體較有幫助。

含有糖質的食品，除了砂糖類以外，還有穀類和雜糧。例如：米、糯米、小麥、玉米等。即使腎臟病限制了蛋白質的攝取，但適度補充糖質，能彌補不足的熱量。

補充糖質主要可使用葡萄糖聚合體，即含澱粉糖的果子凍、果汁、果子露、霜淇淋等，皆可作為補充糖分的食品。

糖分盡量不要吃太多

急性腎功能衰竭患者雖然一般在乏尿期，體重不會產生變化，但實際上體內仍是積存過多水分，所以務必要限制水分。此外，特別需留心觀察此時體重的變化，也要考慮補充或減少水分。補充量的標準，以前一天的尿量加上三百至四百毫升所得的分量為恰當。

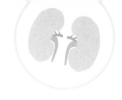

＊有利尿效果的日常食品

健康的正常人即使不使用利尿劑，在喝了必需量的水後過了三至四個小時，所喝的等量水分會變成尿被排泄掉，喝水即能促進排尿。

但是如果腎臟機能無法正常運作，即使補充水分，尿量不但不會增加，喝的水還會殘留在體內，形成浮腫。

當腎臟的腎小球發炎，排尿作用就會不順暢，患者應當多吃一些能增加尿量的食品。以下食品即具有增加排尿量的作用：

蒟蒻

蒟蒻在日本有「旱田之生魚片」的稱呼。蒟蒻有黑白蒟蒻，以黑蒟蒻為優。蒟蒻約百分之九十為水分，其餘百分之五為糖質，並含有少量的鈣。蒟蒻可吸住腸內不必要的壞東西，完成排泄的作用，俗稱「取腹中之砂」。

玉蜀黍

將各約十公克的玉蜀黍與去掉玉蜀黍的芯一起煎煮後服用可幫助利尿，因玉蜀黍含有許多鉀，有利尿的作用，但也要注意避免過度服用，以免腎臟過度操勞。

冬瓜

冬瓜中有百分之九十六為水分，並含有少量的鈣和維生素C，是幫助排尿的好食物。

紅豆

紅豆的成分含有棕櫚酸、硬脂酸、花生酸等植物性良質脂肪，也含有皂素類、維生素B_1、腺嘌呤、胡蘆巴鹹、膽鹹、澱粉和色素等。當藥用的紅豆，有促進利尿、發汗，使血行順暢的有效作用，一般被認為對急性腎炎和腎病的治療有幫助，是因為其含有許多的維生素B_1。可將約三十公克的紅豆用十倍左右的水熬乾，熬乾後去汁，再加入二十公克左右的決明茶再煮。將煮好的湯汁，一天分二次喝，有利尿效果。

＊吃西瓜對腎臟的影響

西瓜中有百分之九十一為水分，向來以對腎臟有益而聞名，一般說來是因其含果糖多，有利尿作用之故。吃西瓜，尿量會增加，是許多人由經驗得知。但是，倘若患有急性腎炎、尿量減少且全身出現浮腫時，就必須限制水分。吃西瓜對腎臟有效，僅限於腎機能正常時，而當腎機能顯著衰退，出現浮腫症狀時，吃西瓜反而會得到反效果。浮腫是因腎臟作用異常，不能將多餘的水分和鈉製成尿排出體外而引起的，所以吃西瓜反而會使浮腫更嚴重。在此狀態下，如果給予水分，反而會產生以下的情況：

- 多餘的水分進入血液。
- 增加血管的負擔並使高血壓惡化。
- 心臟的負擔增加。
- 併發心力衰竭的危險。
- 肺積水而出現浮腫。

以下提供幾種對腎臟有益的飲食：

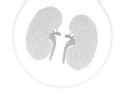

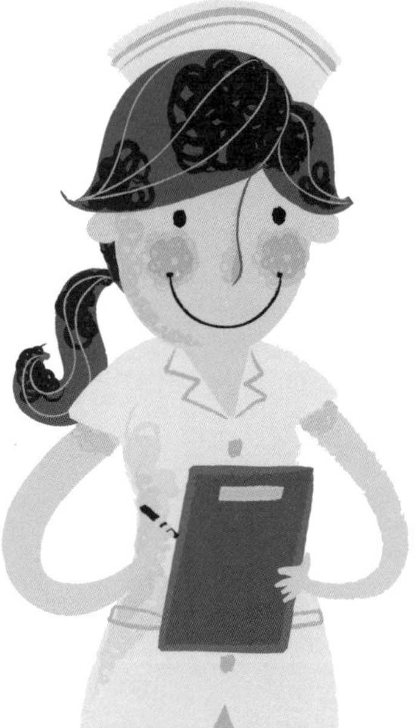

薏仁茶

薏仁的白色果肉叫作薏仁，一般認為薏仁可助滋養；將薏仁煮水則可利尿， 然而也有剛開始喝薏仁茶時，會有身體發癢不適的例子。如遇此情形，不要一次服用過多，試著每次喝的量少一點，讓身體習慣，待不再發癢，就可持續服用。

功效

對腎臟病、浮腫、膀胱結石具有療效。薏仁茶則具利尿效果。

作法

薏仁的煎法，將約二十公克的薏仁以三倍的水煎煮，大約煮到水剩一半時，再加水到原來的分量再煮，最後把煮好的渣倒掉即可。

作為薏仁茶服用時，即直接將有殼的薏仁煮成茶。煎煮時，也可摻入普通的綠茶一起喝。

決明子茶

將乾燥成熟的決明種子煮來喝，就是決明子茶。決明茶有通便的功效，因大量的水分會和糞便一起被排泄，所以它能減輕腎臟的負擔，讓腎臟休息。

功效

通便、減輕腎臟負擔。

作法

將二十至三十公克左右的決明子，再加六百毫升的水煮約二十分鐘左右即可當茶飲用。也可加入薏仁茶一起喝，味道很好。

蘆薈茶

對極需安靜的腎臟病患來說，失眠是大敵。蘆薈茶一般認為對減少失眠情況頗有效。

功效

誘發熟睡。

作法

將生的蘆薈葉擰一擰，弄出汁來，再加入蜂蜜或澱粉糖。因生蘆薈葉擰出來的汁過濃，可加入適量的熱水較好喝。

如果不想加蜂蜜或澱粉糖時，可暫且先把擰出的汁液冰起來，飲用時加入醋與微量的食鹽，放置約五分鐘左右，可去除苦味。

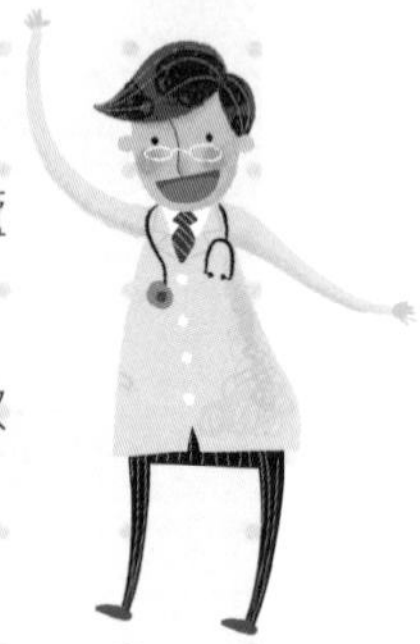

＊健康茶DIY

柿葉茶

柿葉茶與構成皮膚和骨胳的骨膠原的生成有關係。少量的柿葉就含有多量的維生素C。維生素C除了能增強對感染濾過性病毒的抵抗力之外，對感冒的預防也有效，所以也能預防讓腎臟發病的上呼吸道炎。

功效

預防感冒與上呼吸道炎、可使皮膚光滑、骨胳堅固。

作法

先將柿葉以水清洗乾淨，蒸約數分鐘。待蒸好後，切成細末約三公釐左右，用雙手擰，去除表面泡沫，放在竹簍裡曬乾。將曬乾的葉子泡水喝，與普通的綠茶喝法相同。柿嫩葉的維生素含量是綠茶的三倍以上，大約也有檸檬的二十倍。

枸杞葉茶

枸杞茶葉中所含的蘆丁有增強微血管的作用，此作用對低血壓與高血壓症均有效，也可預防動脈硬化。

功效

強化微血管、預防動脈硬化。

作法

將枸杞的嫩葉洗淨，以冒熱氣的蒸器蒸約二至三分鐘後取出，將葉子切碎，擰一擰去掉表面泡沫後曬乾。飲用時直接將曬乾的葉子泡水喝即可。

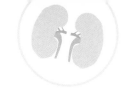

*飲酒對腎炎的影響

醫學研究指出，我們喝的酒有百分之九十以上皆是在肝臟裡面代謝的，肝臟對酒精的代謝能力很強，如果我們飲用五十毫升的茅台酒，也就是大約三十公克的酒精，肝臟的代謝大約需要花四至六小時。但是，肝臟對酒精的代謝是以損傷器官本身為代價的，因為在代謝過程中需要消耗大量的特定物質，這些物質的過度消耗會導致肝細胞的壞死，逐漸使肝臟纖維化，最後導致肝硬化。

這只是飲酒對肝臟的危害，其實可說對全身各個臟器都有可能產生危害。長時間飲酒會導致貧血、血小板功能紊亂，發生各種出血，並導致胃腸吸收不良，營養缺乏導致機體對維生素B_1、B_2和葉酸利用率降低，維生素B_6排出增加，還會導致高脂血症、動脈粥樣硬化等。至於對腎臟病的危害則是飲酒對康復不利，會影響機體的氮平衡，增加蛋白質的分解，增加血液中的尿素氮含量，此必然增加腎臟負擔，對腎臟病患者或慢性腎功能不全的患者來講，飲酒可說是疾病康復的「攔路虎」。

然而，少量飲酒對身體有一定的好處，如可加強機體對紫外線損傷的防護能力等等，如果病已康復且趨於穩定時，則允許喝少量的酒，但所謂的少量是極少，大約一天僅能幾公克，一般而言，一次的飲酒量都不可能這麼少，量多半難以控制，因此，腎炎患者最好還是遠離酒精。

＊最好不要喝清涼飲料

夏天口渴時，很容易想要喝清涼飲料，然而腎病患者務必忌口。腎臟病患者首要注意的還是保暖，冷飲易使身體發冷，並且使血流減慢，促使血壓上升。而啤酒雖然利於排尿順暢，但對腎病患者來說，仍應限制酒精攝入，嚴禁喝多。

＊如何攝取維生素和油脂類食品

維生素在體內幫助蛋白質、脂質和糖質等三大營養素吸收，也是腎臟病膳食所不可欠缺的必需營養源。一般只要飲食生活正常，不偏食或只吃速食等加工食品，一般不會有維生素缺乏。而脂類攝取平衡同樣對身體有益。油脂類可溶解脂溶性維生素A和D，有利其吸收，蔬菜和果實則含有維生素B和C。腎臟病的患者，如果飲食合理，不用擔心會缺乏維生素。另外，在腎功能衰竭的末期接受透析療法時，活性維生素D（預防骨折等）和C會減少，宜多加留意。

✚ 腎臟病患者會因以下情況引起維生素不足 ✚

1.做不合理的飲食限制時。

2.功能表不適合急性、慢性腎功能衰竭食用時。

3.不注意透析療法中的飲食時。

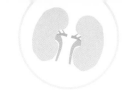

吃對食物，腎不老

提到腎臟病的飲食療法，一般普遍誤解為吃的量少即可。事實上，吃的內容尤其重要。一方面要遵守鹽分和蛋白質的限制，另一方面功能表內容要以食品內含物為基準考慮。腎臟病患者的三餐飲食，建議依如下原則加以計畫與擬定：

- 依病情症狀做一份治療上的功能表，務必仔細瞭解食品構成物的內容。
- 將一天會吃到的食品依其種類和分量，巧妙地分配到早、午、晚餐中。
- 即使是相同的食材料也可改變烹調的方法、調味和盛飯菜的器具，讓食欲自然增加。
- 如無法避免減少鹽分食用，可在允許的範圍內使用代替鹽分的調味料，如香辛料等。
- 務必食用新鮮的食物與當季的食材。
- 飲食要正常，避免外食。

急性腎炎／低蛋白

早餐

牛奶（牛奶二百五十公克、細砂糖十公克）、甜糖包（麵粉五十公克、細砂糖十公克）。

加餐

水果一百公克（酪梨）。

午餐

全麥麵粉炒麵（全麥麵粉一百五十公克、圓白菜一百五十公克、瘦豬肉二十五公克）、雞蛋黃瓜湯（雞蛋一個、黃瓜一百公克）。

加餐

沖藕粉（藕粉二十五公克、細砂糖十五公克）、水果一百公克。

晚餐

米飯（白米一百公克）、肉末冬瓜湯（肉末二十五公克、冬瓜五十公克、粉絲十五公克）。

加餐

水果一百公克（酪梨或季節水果皆可）。全日用烹調油三十公克、鹽少於三公克。

慢性腎炎

早餐

甜牛奶（牛奶二百五十公克、細砂糖十公克）、麵包或饅頭（麵粉五十公克）、白煮蛋（雞蛋五十公克）。

午餐

包子（瘦肉五十公克、白菜二十公克、麵粉一百公克）、湯一碗（雞蛋二十五公克、黃瓜五十公克、番茄五十公克）。

加餐

桃子一百公克。

晚餐

米飯（白米一百公克）、燒茄子（瘦肉五十公克、燒茄子二百公克）、炒小白菜（小白菜一百公克）。全日用烹調油三十公克，鹽少於三公克。

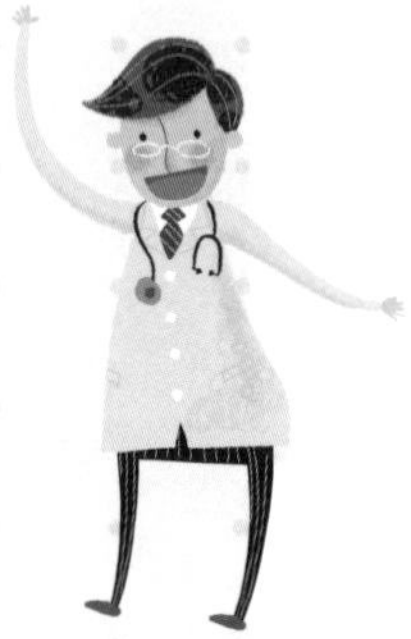

＊腎臟病健康食譜

急性腎衰竭

◆急性少尿期◆

葡萄糖五十公克，蔗糖五十公克溶於八百毫升開水中，加少量酸梅粉調味，全日分八次口服，每二小時口服一百毫升，全日可供熱能四百千卡，入液量八百毫升。

◆少尿緩解期◆

早餐

牛奶（鮮牛奶一百五十公克、細砂糖十公克）。

午餐

蒸嫩蛋（雞蛋五十公克）。

晚餐

牛奶（鮮牛奶一百五十公克、細砂糖十公克）。

◆多尿期◆

早餐

甜牛奶（牛奶二百五十公克、細砂糖十公克）、白米粥（白米五十公克）。

加餐

柳橙汁一杯（柳橙汁三百毫 升）。

午餐

湯麵（番茄五十公克、雞蛋一個、麵條一百公克）。

加餐

蘋果一百公克。

晚餐

小餛飩（瘦肉二十五公克、白菜一百公克、麵粉五十公克），鹽攝取量視病情而定。

慢性腎衰竭

◆食譜一◆

葡萄糖五十公克，蔗糖五十公克溶於八百毫升開水中，加少量梅粉調味，全日分八次口服，每兩小時口服一百毫升，全日可供熱能四百千卡，入液量八百毫升。

早餐

甜牛奶（牛奶二百五十公克、細砂糖十公克）、全麥麵粉餅乾（全麥麵粉五十公克、細砂糖十公克）。

午餐

全麥麵粉蒸餃（瘦肉二十五公克、芹菜一百公克、全麥麵粉五十公克）、番茄湯（番茄五十公克、粉絲十公克）。

加餐

蘋果二百公克。

晚餐

煎雞蛋（雞蛋五十公克）、烙全麥麵粉糖餅（全麥麵粉一百公克、細砂糖十五公克）、拌黃瓜（黃瓜一百五十公克）。全日用烹調油三十公克，鹽小於三公克。

◆食譜二◆

早餐

甜牛奶（牛奶二百公克、細砂糖一百公克），全麥麵粉蒸糕（全麥麵粉五百公克、細砂糖十公克）。

午餐

番茄炒雞蛋（番茄一百公克、雞蛋一個），炒油菜（油菜一百公克），蒸飯（白米一百公克），全麥麵粉蔥花餅（全麥麵粉五十公克）。

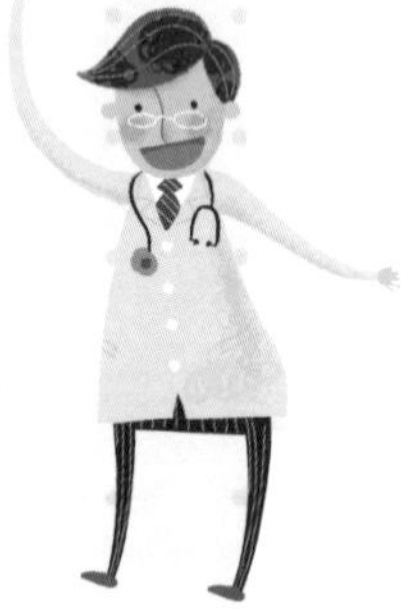

加餐

酪梨二百五十公克。

晚餐

烙全麥麵粉餡餅（瘦肉二十五公克、小白菜一百五十公克、全麥麵粉五十公克），白蘿蔔片湯（白蘿蔔一百公克，粉絲十公克）。全日烹調油三十公克，鹽低於三公克。

◆食譜三◆

早餐

甜牛奶（牛奶二百五十公克、細砂糖十公克），煎全麥麵粉花生泥餅（全麥麵粉五十公克、花生五十公克）。

午餐

花椰菜肉片（瘦肉片五十公克、花椰菜一百公克、胡蘿蔔五十公克）、炒菠菜（菠菜一百公克）、蒸飯（白米一百公克）。

加餐

桃二百五十公克。

晚餐

燜全麥麵粉麵條（全麥麵粉一百五十公克）、番茄炒蛋（雞蛋一個、紅柿一百公克、菠菜五十公克、黑木耳三公克），酸甜萵筍絲（萵筍一百公克），黃瓜片湯（大黃瓜五十公克）。全日烹調油三十公克，鹽低於三公克。

紅豆煮汁

紅豆草長五十至六十公分，六至七月左右，從葉根處會伸出長莖來，開黃色的花。花在上午時開，午後則謝。

自古即有紅豆，原產地為中國。是豆科的一年生草，莖和葉的邊緣長有纖毛。生藥名為紅豆。

功效

利尿、嘔吐等，具有利尿效果。

作法

1. 在秋天採收種子，曬個二至三天。
2. 放進紙袋中保存以防止濕氣進入。

◆消除浮腫症狀的作法◆

1. 先把紅豆煮一下去汁。
2. 將去汁的紅豆加米糠混合煎。
3. 紅豆煮汁一天喝三次，以普通的茶碗盛用。

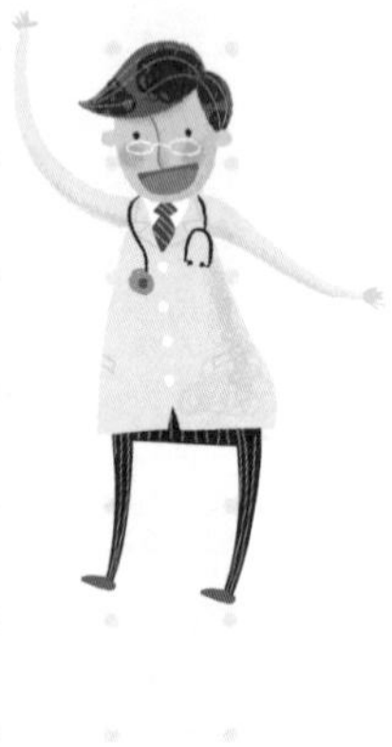

無花果沐浴劑

無花果是桑科的落葉低木，樹高二至四公尺左右，接木也能長得很好，屬於枝葉繁茂，成長快的樹木。在葉根會結花囊，會聚集許多小花。六月左右，花囊結完後，在九月初成熟裂開。折斷嫩枝和葉柄，會流出白色的樹液。生藥名為無花果或無花果葉。

功效

補溫、殺蟲等，對痔瘡病也有效。洗澡時使用可使身體溫暖。

作法

收集葉子後粗切，曬個二至三天，曬乾後，裝進折迭的毛巾中，丟進澡盆內洗澡。每次入浴，身體可感覺到溫暖，也有良好的補溫效果，是適合腎臟病者的入浴。

香菇

香菇是菌體食品的一種，是利用對人體有益的細菌作用的食品，可使體內的新陳代謝旺盛。香菇含有豐富的維生素B_1 、B_2 、蛋氨酸、菸酸，而且是無卡路里食品、太胖或擔心有糖尿病的人，可不必擔心。

功效

能防止老人斑、雀斑、小皺紋之外，也有抗癌的作用，還可防止血中膽固醇的增加、沉著血管，也能有效地使腎機能的作用順暢。

作法

1.香菇水（精）：將乾香菇的傘部切成薄片，蒂頭切細，在要喝的前晚，先將適量約二、三個香菇泡在水中，變茶色的水約喝一杯。
2.香菇酒：將一·八公升的米酒、一百公克的冰糖和三至四個香菇放進廣口瓶中，密封四至五週後取出飲用。。

紫蘇沐浴劑

紅紫蘇草高約一公尺左右，莖為四角形，與眾不同。從夏天到秋天，會結穗狀呈唇形的淡紫色小花。紫蘇的甜味據說是砂糖的兩百倍，也有作成紫蘇糖的。生藥名為紫蘇葉、紫蘇子。

功效

整腸、收斂、保溫等，對急性腸炎、食物中毒、下痢等也有效。

作法

在八至九月摘取葉子，以水洗淨後，陰乾，放入塑膠袋中保存，以防止濕氣進入。

患扁桃腺炎和口腔炎時，將三至五公克的一日量，以一杯玻璃杯的水量煎煮至水剩一半，用此煎液來含漱皆有效。另外，將莖葉割下來，洗澡時，以毛巾將之包裹起來丟進澡盆內，可當保溫性極佳的沐浴劑。做沐浴時，對冷症、腰痛和神經痛也有效。

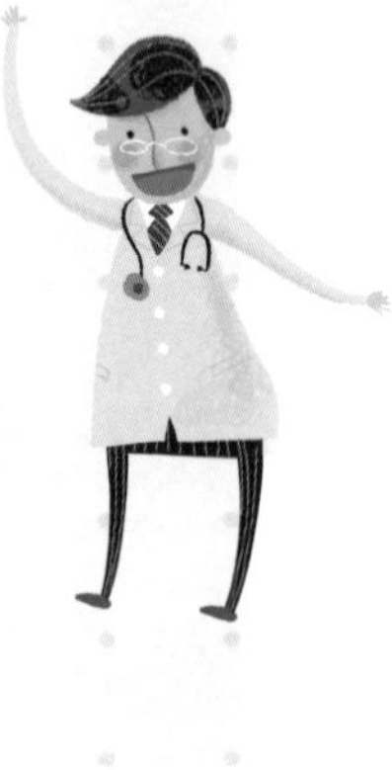

＊具有保健效果的日常食品

西瓜糖

西瓜中百分之九十一是水分，僅含有少量的糖分。

功效

以利尿效果為主，對熱病也有效。

作法

1. 去掉西瓜子，將紅色果肉切成小塊狀，放進鍋中。
2. 以小火熬二至三小時。
3. 因西瓜水分多，所以不需要加水。
4. 煮完後，放進布袋中仔細擰，取汁。
5. 用布將擰汗過濾，再放在火上煮，不久之後就會變成糖水。
6. 關火，放進瓶中，有點黑像糖漿的糖就完成了。
7. 如果蓋緊了，可保存一至二年。

水仙

水仙，生長於二月中下旬，可見於溫暖地方的海岸。

生藥名為水仙。水仙屬石蒜科，大部分石蒜科的植物，其球根均含有叫做生物鹼的有毒成分，所以禁止煎來喝。

功效

消炎、利尿、乳腺炎和乳房炎的初期腫脹。

作法

將莖挖出，球根用水洗淨後，把外皮剝去後磨碎。將汁液塗在布上，然後把布敷在浮腫或腫脹的地方。一天三次，因不可內服，所以僅限於濕敷等外用。

蘿蔔飲料&沐浴劑

蘿蔔含有許多澱粉，可幫助腸胃消化，所以自古即聞名。依地域不同，而有各式各樣的形狀和顏色。生藥名為大根、乾葉。

功效

止痰、消化、補溫。

作法

1. 感冒時，可將磨碎的蘿蔔汁加熱水或糖漿飲用。
2. 磨碎的蘿蔔汁加若干老薑汁泡熱水喝，或用來含或漱口也可以。
3. 將葉子放在陽光下二至三天曬乾後，切成粗狀，放進紙袋中保存。在寒冷徹骨的嚴冬，加在澡盆中洗澡，可使身體溫暖。

玉蜀黍

食用的玉蜀黍，是雌穗中一個一個小穗的子房所膨脹而成的。生長於七至八月左右，在一·五至三·五公尺的長杆前端會結雄穗，而在每個節眼的葉側開雌穗。受精方式是靠風將別株的花粉吹送過來。原產於熱帶非洲。生藥名為南蠻毛。

功效

有利尿效果。

作法

將玉蜀黍放在陽光下四至五天，曬乾後，放在紙袋中保存以防止濕氣進入。將五至一百公克的一日量，以一杯玻璃杯的水量煎煮至水剩一半，分三次在每餐後加熱飲用。可加入適量的檸檬汁和蜂蜜，比較好喝。玉蜀黍需因含有許多鉀鹽（其他還有植物甾醇），所以可有效消除排尿不順的急、慢性腎炎，與伴隨它所產生的浮腫。

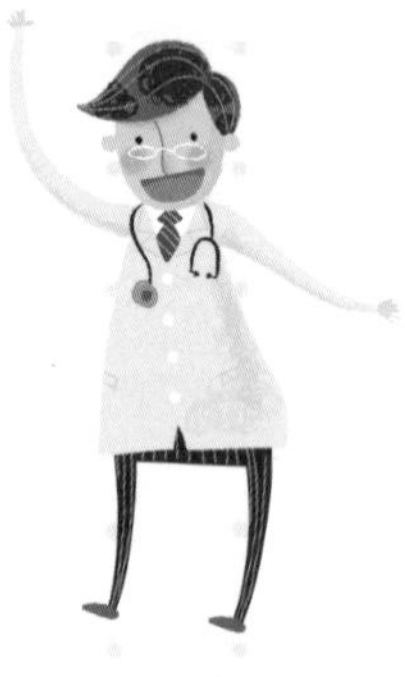

＊具有保健效果的日常食品

蒜汁&灸術

大蒜是原產於西亞的多年生草，草高六十公分左右，通常也當做使腎臟病的膳食富有變化的香味蔬菜。生藥名為大蒜。對失眠症也有效。

功效

強壯、殺菌、驅蟲、發汗等，對肩酸、腰痛、膀胱炎、失眠症和腎盂腎炎也有顯著效果。

作法

1.剛感冒時，將大蒜切碎，做成清湯，飲用後即睡覺。

2.患扁桃腺炎時，將磨碎的生汁沾在脫脂棉上，然後敷在患部。

3.肩痠或腰痛時，施大蒜灸。將大蒜切成如火腿狀的薄片，置於痠痛處，上面放置大豆般大的艾絨，點火。如果是膀胱炎和腎盂腎炎，則在下腹部放上大蒜薄片，以相同的要領點火。此法不會殘留灸跡，患部也會感到溫暖，十分有效。

艾蒿煎葉&綠汁

功效

對下痢、血壓異常、腎臟病有效；對整腸、腹痛、血壓異常也具效果。也具止血、退燒、補溫、消炎等效。

作法

在夏季摘取葉子，用水洗淨後曬乾，放進塑膠袋中保存。將十公克的葉子和八公克的根莖，以一杯玻璃杯水煎煮至水剩一半完成。

上述的量分三次在每餐後溫服。擠生葉產生的綠汁，還可降低血壓。

將葉莖放入對摺的毛巾內，用來洗澡能使身體溫暖。

醋酸香橙汁和醋蛋

功效

殺菌力效果在梅乾之上。其檸檬酸可分解並排除體內的廢物，可幫助防止疲勞並恢復精神。醋對身體就有許多益處，比如：促進唾液和胃液的分泌、增進食欲；可代替食鹽，不會破壞菜餚的味道，因而有減鹽的效果。維生素C在醋中很安定，可防止維生素C中容易被破壞的性質。

作法

1.醋味橘子汁：將切成薄片的香放進醋中，置於暗處約一個星期即可。

2.醋蛋：取蛋一顆洗淨，放進一百八十毫升的釀造醋中，置於暗處三個晝夜，蛋殼溶解後取出後冰起來即可。

飲用醋味橘子汁時，請加入少量的威士忌一起飲用。醋蛋則一次服用取其中的六分之一，並加水沖淡喝，也可加入蜂蜜。

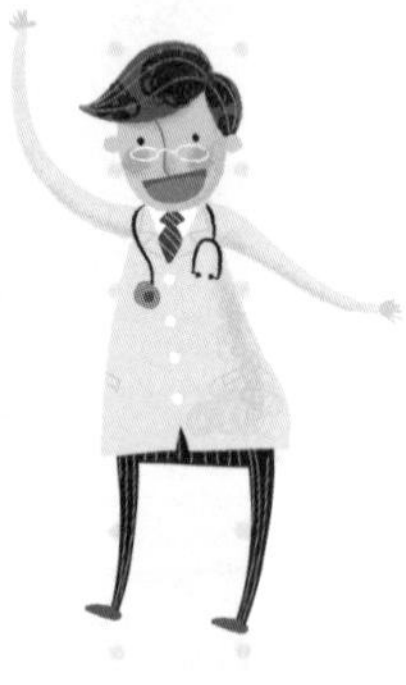

燒焦的鯉魚或鯛魚

所謂燒焦，是指乾蒸使空氣不會進入，是為提高藥草藥效的處理方法。

功效

被視為可消除腎臟病頑固浮腫的妙藥，對急性腎炎等浮腫嚴重的疾病有效。

作法

用鋁箔紙將鯉魚或鯛魚包起來，以平底鍋或火爐來乾蒸。在燒好以前，必須慢慢地烤，所以要花上好幾個小時。或將鯉魚和鯛魚放在熱熱的平底鍋內，蓋上鍋蓋，使其完全密閉。以小火一直烤到不冒煙。烤完後，不要立刻將蓋子掀開，讓它自然冷卻。冷卻後，取出弄成粉末。鯛魚則選擇有平衡石（耳石） 的魚頭燒焦也有相同藥效。

燒焦的鯉魚，一次二公克，分三次在每餐後加白開水飲用。大約持續喝一個星期，就會出現藥效。

＊具有保健效果的日常食品

枸杞山藥粥

材料

枸杞三十公克、山藥二十公克、黃耆十五公克、黃精二十公克、麥冬十五公克、白米三十公克。

作法

山藥加適量水，煮成粥，分兩次吃，隔日一次。

功效

能滋陰補腎，主治激素治療反應，症見頭暈、眼澀、面色潮紅、心煩失眠或性急、手足心熱者。

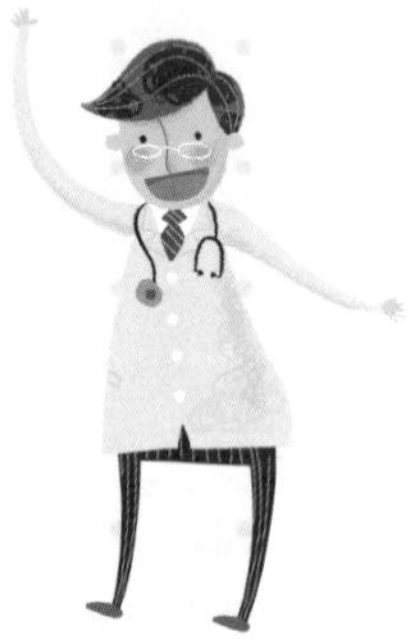

荷蓮豆燉鴨

材料

鴨（旱鴨）肉二百五十公克、荷蓮豆（又名串蓮草、水荷蘭）三十公克。

作法

兩味藥均洗淨，鴨肉切成小塊，加水適量，慢火燉一至二小時。飲湯吃肉，一週或兩週一次。

功效

能滋陰補腎，主治腎病浮腫消褪後蛋白尿日久不消者。

芡實蓮子粥

材料

芡實二十公克、黃耆二十公克、蓮子二十公克、山藥粉三十公克、枸杞十公克。

作法

山藥加適量水，煮成兩碗粥，每日分兩次吃。無浮腫者加少許食鹽， 浮腫者加少許紅糖調味。

功效

能健脾益氣、補腎固精，主治腎病蛋白尿長期不消、反覆浮腫、精神疲乏、怕冷、四肢不溫、食欲不振、大便溏爛等脾腎陽虛證。

＊具有保健效果的日常食品

腎病症候群病程長，常會反復出現水腫，以大量蛋白尿、低白蛋白血症、高膽固醇血症為主要特徵。

黃耆赤豆粥

材料

黃耆（研末）二十公克、紅豆三十公克、鮮紫蘇葉十公克、白米一百公克、鮮車前草一五公克。

作法

先將白米、紅豆洗淨，加水八百至一千毫升以大火煮，沸後加入黃耆末及洗淨的紫蘇葉和車前草，慢火再煮至白米爛熟，去車前草後分二次吃。可酌加紅糖調味，忌加鹽。

功效

此粥有益氣健脾、利尿消腫之功效。主治腎病初期及急性腎炎浮腫明顯者。

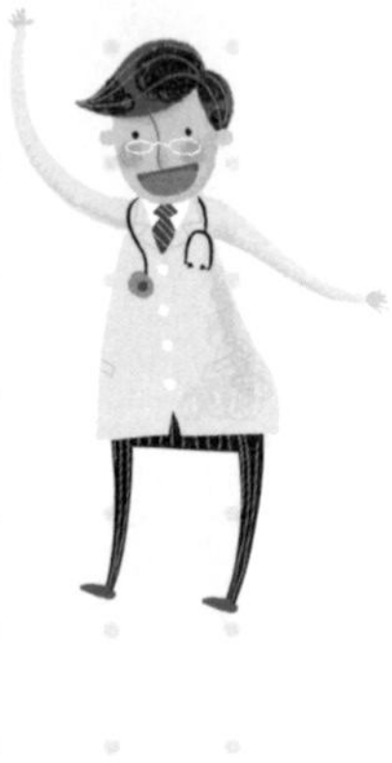

＊泌尿系統感染常用飲食療法

泌尿系統感染包括腎盂腎炎、膀胱炎和尿道炎，以腰痛、尿頻、尿急、尿痛為特徵，在藥物療法的基礎上輔以藥膳療法，可促進疾病的康復。

冬瓜牛肉羹

材料

冬瓜二百五十公克、水牛肉五百公克、豆豉五十公克、蔥白、食鹽與醋適量。

作法

將冬瓜去皮，牛肉洗淨，分別切碎，加水、豆豉、蔥白共煮作羹。

用法

醋蘸牛肉食，飲湯，空腹食用。

功效

清熱解毒，利尿消腫，適於膀胱炎。

玉米粥

材料

玉米適量，鹽或糖適量。

作法

玉米洗淨煮粥，隨口味加適量鹽或糖。

作早餐食用，溫熱服用。

功效

清熱利尿，用於尿道炎、小便淋痛。

車前綠豆湯

材料

綠豆六十公克、車前子三十公克。

作法

綠豆洗淨，車前子用布包起紮好，同置鍋內，加適量的水，

煮至豆熟湯濃，飲湯食豆。

功效

清熱解毒，利尿通淋，可輔助治療泌尿系感染、尿路結石。

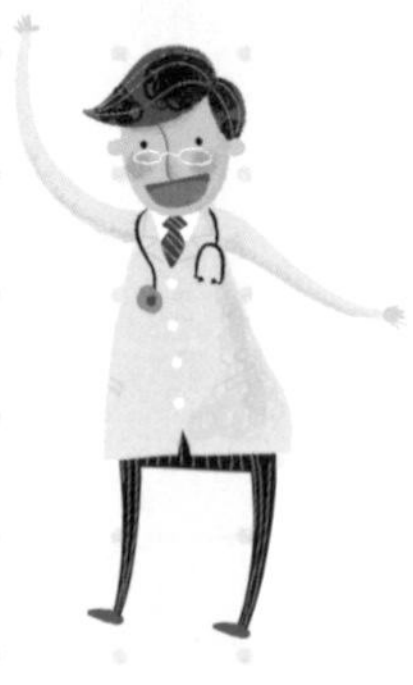

＊泌尿系統感染常用飲食療法

茅根竹蔗粥

材料

竹蔗二十公克、茅根、白米各一百公克。

作法

將茅根、竹蔗煎汁，去渣，加入白米煮成稀粥。分兩次服完。

功效

滋陰清熱，收斂止血，適用於陰虛火旺引起的尿血。

通草茶

材料

通草、燈心草各三公克、綠茶葉六公克、白茅根三十公克。

作法

上述四味用沸水沖泡。每日代替茶飲。

功效

清熱利尿，通淋，適用於急性尿路感染、小便乾澀不通等症。

腎炎分為急性腎炎和慢性腎炎，以水腫、蛋白尿為特徵。藥膳可作為急、慢性腎炎的輔助療法，對於症狀的改善和機體的康復均有積極作用。

車前葉粥

材料

鮮車前葉三十至六十公克、白米五十至一百公克、蔥白少量。

作法

將車前葉洗淨，切碎，同蔥白煮汁後去渣，然後加白米煮粥。每日服二至三次，五至七天為一個療程。

功效

清熱解毒，利尿通淋，可輔助治療泌尿系感染、尿路結石。

忌宜

患有遺精、遺尿者不宜食用。

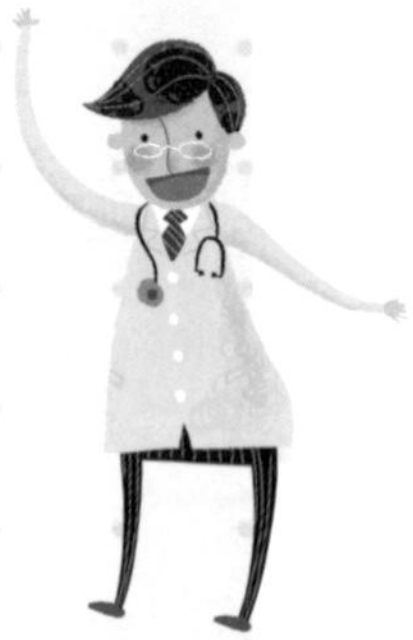

＊腎炎病常用飲食療法

養腎茶

材料

黃耆十五公克、丹參、山楂各十公克。

作法

將黃耆、丹參、山楂同時放入茶壺中，以沸水沖泡即可。每天睡前一小時飲一杯。

功效

活血化瘀，適用於慢性腎炎腎功能輕度衰竭者。

柿葉即溶飲

材料

鮮柿葉三千公克、細砂糖適量。

作法

鮮柿葉洗淨切碎，加水濃煎，去渣取汁一千毫升，慢火濃縮至稠黏， 加細砂糖吸乾藥液，軋成粉裝入瓶中。每次沖服十五公克，每日服三次。

功效

澀腸止血，清熱養肺，適用於腎炎伴頑固性蛋白尿症者。

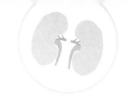

＊腎臟病患的飲食治療須知

腎小球腎炎

腎小球腎炎的分型多，臨床表現複雜，飲食治療原則上要根據病人的腎功能狀況和蛋白尿的程度來確定，亦應注意病人的浮腫和高血壓情況，經過綜合分析後再確定飲食治療的具體方法。

・限制蛋白質

急性腎小球腎炎發病期約三至六天，腎小球濾過率下降，會產生氮質血症，因此應限制蛋白質的攝取，在範圍內設法選擇食用優質的蛋白質食物，如牛奶、雞蛋、瘦肉、魚等。當病情好轉，尿量增多時，每天尿量多於一千毫升，可開始逐漸增加蛋白質，但每日不得超過〇．八公克／公斤體重，低蛋白飲食，每日蛋白質應在三十至四十公克，待病情穩定二至三個月後，才可逐步恢復正常量。

・低鹽低鈉飲食

有浮腫和高血壓的病人應採用低鹽、無鹽或低鈉膳食。低鹽膳食一般每日用食鹽小於三公克或醬油十至十五毫升，凡含鹽多的食品均應避免食用，如鹹菜、泡菜、鹹蛋、醃肉等。無鹽飲食是烹調時不加食鹽和醬油。除上述含鹽較多的食品應避免食用外，可改以糖、醋、芝麻醬或番茄醬來調味。低鈉膳食是除烹調時不加食鹽和醬油以下，凡含鈉高的食品及蔬菜也應限制，如以發酵粉製作的饅頭、糕點、餅乾、掛麵等，蔬菜中凡含鈉較多的最好避免，全日膳食中含鈉最好不超過五百毫公克。

• 限制高鉀食物

當出現少尿、無尿或血鉀升高時，應限制含鉀豐富的蔬菜及水果，如黃豆芽、韭菜、青蒜、芹菜、花椰菜、香椿、菠菜、冬筍、春筍、百合、乾紅棗、鮮蘑菇、紫菜、榨菜、川冬菜、玉蘭片、冬菇、杏、藕、高粱、玉米、扁豆、番茄、絲瓜、苦瓜等。

• 限制入液量

應根據每天的尿量多寡控制入液量。一般的補充方法是除補充前一日排出尿量以外，再多攝取入液體五百至一千毫升。如果尿量少或伴隨浮腫症狀者，每日攝入的液體量應不超過一千毫升。

• 供給適量熱能和脂肪

急性腎小球腎炎的病人應多加臥床休息，但脂肪的攝取量不宜多，成人每公斤體重每日約二十五千卡至三十千卡。能量的主要來源為澱粉和脂肪約占總能量的百分之九十以上，且應多食用含多不飽和脂肪酸豐富的油脂類，亦即以植物油為主。

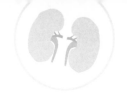

供給充足的維生素

由於限制含鉀較多的食物，攝入的蔬菜和水果就要減少，維生素的攝入明顯減少，容易造成維生素缺乏症，應補充各種維生素製劑，尤其維生素C對抗過敏反應有利，每日不應少於三百毫公克。

慢性腎炎

慢性腎炎的飲食治療應根據腎功能損害的程度來確定蛋白質的攝入量，如果病程長、腎功能損害不嚴重者，食物中的蛋白質則不必嚴格限制，但每公斤體重每天不宜超過一公克，優質蛋白質要達到百分之五十以上。

由於部分病人限制蛋白質的攝取，其熱能的供給則需改以碳水化合物和脂肪作為主要來源，能量供給視勞動狀況而定。休息時，成人每公斤體重每日可供給三十千卡至三十五千卡），並同時要能滿足患者活動的需要。

也需控制鈉鹽的攝取。嚴重水腫及高血壓時，鈉鹽量要控制在每天二公克以下，甚至以無鹽飲食為主，一般以低鹽為宜。

慢性腎功能衰竭

腎衰竭病症除了妥善的醫療之外，飲食也十分重要。正確的飲食可減輕腎臟的負擔，維持腎臟功能的正常運作。高蛋白質攝取過量會加重腎臟的負擔，腎衰竭病患宜限制蛋白質的攝取。高蛋白的食物如牛奶、卵蛋白、肉類，雖含有人體所須的必需胺基酸，但植物性蛋白少。

熱量的計算十分重要，調配碳水化合物、脂肪和蛋白質，可增加碳水化合物以維持熱量所需，且能降低蛋白質的攝取量。脂肪則考慮食用單一不飽和脂肪酸多的食物，如植物性油。

此外，需限制水分與鹽分的攝取，以免加重腎臟的負擔，造成水腫。如果腎臟功能持續惡化，也要注意體內鉀離子的蓄積，嚴重者甚至會影響到心臟的功能，所以含鉀太多的食物應當避免，如香蕉、乾燥水果、牛肉、豬肉、沙丁魚、豆醬、生菜、小麥等。可多吃含鎂離子的食物，如深綠色蔬菜、巧克力等。

避免服用制酸劑和含鎂鹽的緩瀉劑。

急性腎衰竭

• 供給優質蛋白質

急性腎衰竭少尿期的病人食欲較差，較難滿足高熱量的需求。如病情較輕時，熱量供給應以易消化的碳水化合物為主，可採用水果、全麥麵粉麵條、麥片、餅乾或其他全麥麵粉點心，加少量米湯或稀粥，要減少蛋白質和非必需胺基酸的攝入，減輕腎臟負擔，防止氮質滯留加重。蛋白質要盡量給予動物性蛋白，以高生物價低蛋白為原則，根據尿素氮的情況來確定每日供給蛋白質的量。可適量採用瘦肉類，魚、雞、蝦等動物蛋白質交替使用，以調節病人的口味。

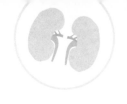

• 限制水的攝入

少尿期時，要嚴格限制各種水分的攝入，以防止體液過多而引起急性肺水腫或稀釋性低鈉血症。食物的含水量最好要經過計算，如一公克蛋白質生水〇．四三毫升，一公克脂肪生水一．〇七毫升，一公克碳水化合物生水〇．五五毫升。要記錄飲水量和尿量，根據體液排出量來決定每日的攝入量，一般情況下，要遵照醫生的囑咐飲水。

• 供給低鹽低鈉飲食

少尿期時，多伴隨浮腫症狀，務必根據血鈉的測定分別採用低鹽、無鹽或低鈉的飲食。

高血鉀時，要減少飲食中的含鉀量，避免含鉀的食物，以免外源性鉀增多而加重高鉀血症。含鉀高的食物可通過冷凍、加水浸泡或棄去湯汁以減少鉀的含量。如在短期內可好轉者，應給予低蛋白飲食，胃腸道反應劇烈者，短期內可給予靜脈補液，要以葡萄糖為主。

多尿期時，尿量增多，血尿素氮下降，食欲日漸好轉，適當增加營養可加速機體修復。多尿期時應注意補充水和電解質，每日飲水一千毫升左右，加注靜脈補給液時，需再加上前一天的尿量計算，另給予維生素製劑的補充。

恢復期時，血肌酸酐和血尿素氮逐漸下降，膳食中的蛋白質可逐漸增加，必要時可給予胺基酸注射液。胺基酸注射液中含有異亮氨酸、亮氨酸、賴氨酸、蛋氨酸、纈氨酸、精氨酸、組氨酸等，值得注意的是支鏈胺基酸應占必需胺基酸的百分之四十至五十，只有這樣才有利於肌肉蛋白的合成。急性腎衰竭時忌用刺激性食品，如酒、咖啡、辣椒等。

血液透析患者

膳食治療是血液透析患者的治療基礎，血液透析會增加營養物質的流失，故透析患者的飲食管理不同於非透析治療患者，應按以下要求補充營養：

・蛋白質需要量

因血透治療常會致使胺基酸和少量蛋白質的流失，所以膳食原則應當放寬，每公斤體重的每日蛋白質攝入量可增加到一至一・二公克。此營養標準對於維持穩定狀態的血透患者是合理的，但對於緩解透析前營養不良及透析後出現感染、心臟病、胃腸道疾病等情況時，就顯得不夠了，還需額外補充必需胺基酸等營養素。

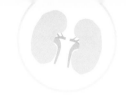

• **熱量和需要量**

熱量攝入充足，機體才能有效地利用攝入的蛋白質和保持充足的營養素儲存。穩定的血液透析患者每日需總熱量約一三八．〇七至一四六．四四千焦耳／公斤體重。

• **限制膽固醇的攝入**

血液透析患者常伴隨有高脂血症，但是限制膽固醇應有選擇，因為許多含膽固醇的食物也是含優質蛋白質的主要食物，如肉、蛋等。患者可選食蛋清，既保證優質蛋白質的攝入量，又能減少膽固醇的攝入量。食魚肉或禽類的白肉會比紅肉好。

此外，透析患者由於進食量不足，代謝因而改變與維生素經透析後流失，如不及時補充，將會導致維生素的缺乏，如維生素C、葉酸、維生素B_1、維生素B_6、維生素A等。

腎結石

腎結石種類不同，常見的腎結石大部份以鈣鹽的成分為主，此症復發的機率很高，所以常在治療痊癒後，會再發病回診。為減少復發的機率，從飲食的控制便格外重要。在飲食上的照顧需注意以下幾點：

• **增加鈣的攝取量**

不少人也許會有疑問，為何結石裡都是鈣鹽反而要多吃鈣？因為根據研究顯示，足夠的鈣質會和草酸結合，會由糞便排出，因而減少鈣質被腸道吸收，當然就能減少結石產生的機會。因此多喝牛奶並不會因此增加結石，反而有助於減少結石的機率。

- **減少草酸的攝取**

菠菜、茶葉等含草酸較多的食物要減少食用。

- **減少鈉攝取**

飲食要清淡，罐頭和加工食品盡量少食用。多吃含鉀食物，如香蕉等食物。

- **減少肉類的攝取**

減少動物性蛋白質的攝取，可降低形成結石的機會。

- **多喝水多運動**

多喝水可使尿中的鹽類代謝加快，所以每天至少喝三千毫升的水。多運動可減少骨鈣流失，進而減少結石的產生。

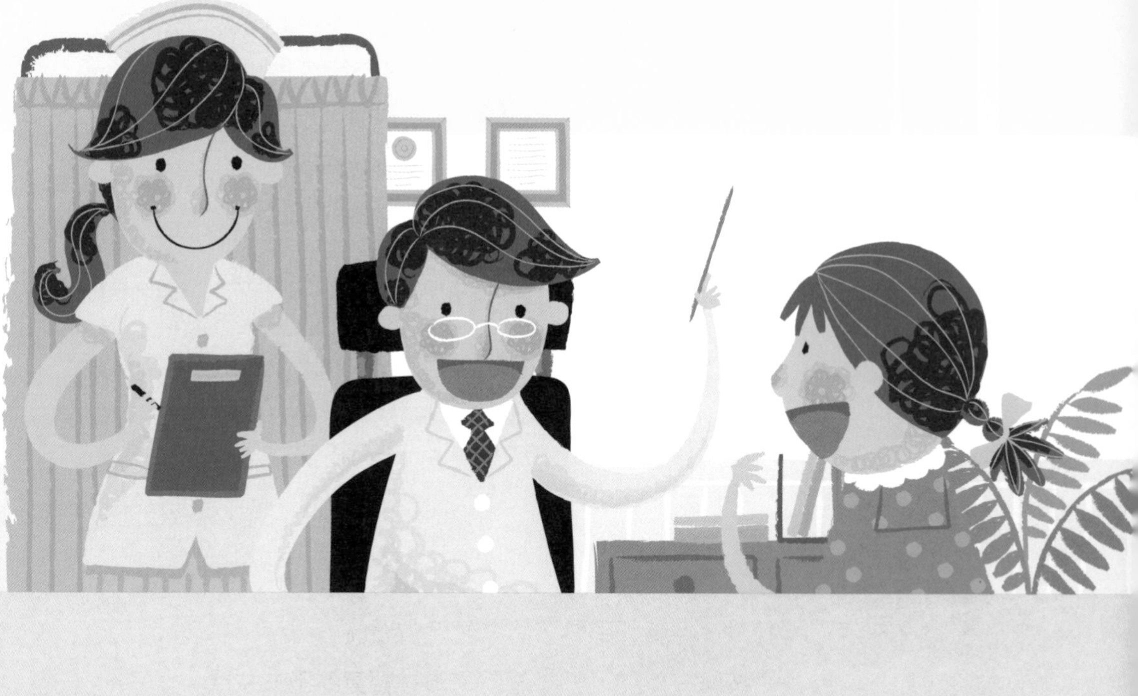

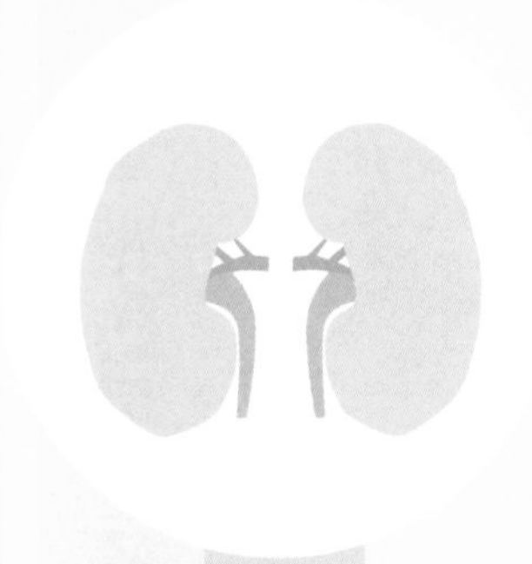

Part 05

中醫養腎與保健之道

保養腎臟除了居家生活的照護，
針灸、按摩、瑜伽、呼吸法都是調整腎氣的不二法門，
簡單好執行的養腎保健之道，
幫助你恢復精神、不疲勞。

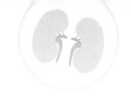

穴位按摩提升臟器機能

＊預防與治療腎性高血壓

功效：促進血液循環。

方法：

- 仰面朝天的躺在棉被上。
- 在背骨右側的肌肉按摩時，向背脊方向轉動右腕。按摩左側的肌肉時，轉動左腕。
- 以拇指以外的四指指腹按摩。
- 指腹所按之處在內側靠近背骨旁肌肉隆起的部分，然後往外側拉。
- 適度重複前項動作。以二至三分鐘為標準。
- 右側做完後，左側繼續。

之後按摩背骨兩側的左右各有一對的肝俞穴（位於第九胸椎棘突下旁開一五寸處）、脾俞穴（第十一胸椎骨兩側二指幅處，或兩手貼緊後，手肘連結至背椎的位置）及腎俞穴（腰部腎臟處，脊椎旁開一寸半），可消除身體和手腳的疲倦感。

腎機能不好的人，只要輕觸這三個穴道的周圍，在肌肉隆起處有微種的觸感，就能感到異常。即使無法明確瞭解此三個穴道的位置，只要在其周圍感覺腫的地方，以手按摩有輕微疼痛的感覺即是。

通常我們也可見到從事裝卸貨物或修補路面工程的人，他們停下工作以手捶背，如此也能適度的消除身體疲勞，此種按摩法，也十分適合兩人相互幫對方做。

按摩上述的三個穴道，可消除肌肉異常的隆起和腫處，身心都會有種輕鬆感。肌肉隆起則是腎動脈機能衰退、血液流動阻礙而引起的。因此，如能給隆起的肌肉施加按摩，其刺激就能傳達到血管，完成該部分的血液流動順暢的任務。

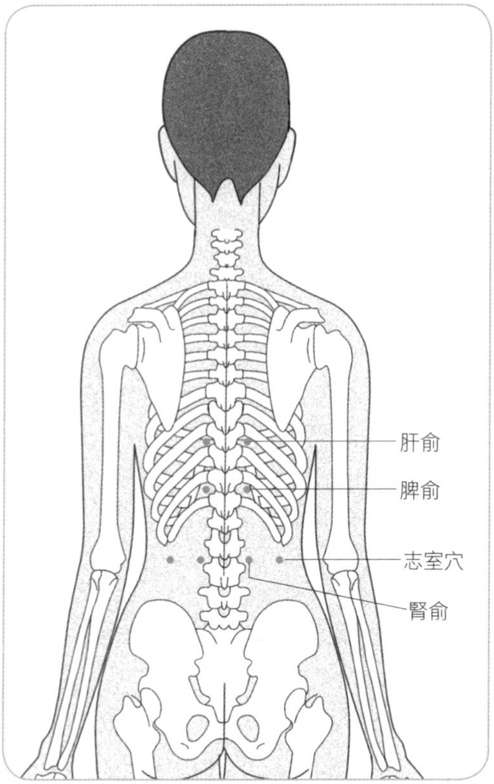

人體背骨的穴道部位

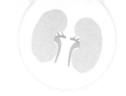

＊保持腎臟機能的活性化

功效：使腎機能旺盛，並預防高血壓。

方法：持續按耳朵的穴道。

以兩手將耳朵由後向兩眼側前方橫掃般推出。會有點異樣的聲音，感覺刺耳，此動作持續做十五至二十次左右。這種刺激可促進腎臟的活性化。

也可兩手按耳朵，暫時保持此動作，然後突然放手，有節奏地重複十至十五次。務必持之以恆，每日依上、下午分兩次做。

腎炎和腎病症候群等腎臟障礙，很多是因細菌在腎臟的腎小球引起炎症，讓腎臟機能衰退的例子。這種耳朵的穴道療法，不僅能防止腎臟機能衰退，還可使腎機能旺盛，並預防高血壓。

＊促進尿量增加、變黃

功效：促進尿量增加、變黃。

方法：按摩腳掌疼痛之處。

以大拇指指腹、食指和中指均勻、耐心地按摩左右兩腳，如圖所示的四個穴位。此四處分別指的是腎臟、輸尿管、腎上腺和膀胱四個地方，對腎臟病來說可說全是關係密切的穴位。按摩所需要的時間平均為十五至二十五分鐘，症狀嚴重者，務必請教醫師，最初做五至十分鐘左右就夠了，然後再慢慢地增加。

當腎臟機能有障礙時，按壓這四個穴位點應會感到疼痛，且如果伴隨發倦、不耐冷熱、不能集中精神等自覺症狀就大致錯不了。

如果持續地按摩這四個穴位，尿量不僅會增加，尿色也會變黃，這是顯示病狀好轉的徵兆。

＊按摩腎俞穴、肝俞穴及志室穴的穴道療法

慢性腎炎不是不治之症。患急性腎炎時，所謂安靜、保溫、飲食療法皆是治療腎臟病必須約束的事項，如果尿中出現蛋白質、紅血球等即為呈現腎病的狀態，因尿中發現蛋白質或有浮腫、血壓變高有可能變為慢性腎炎。

方法：

- 在背部的腎俞穴左右兩處各施灸和溫灸三壯後靜養，蛋白質

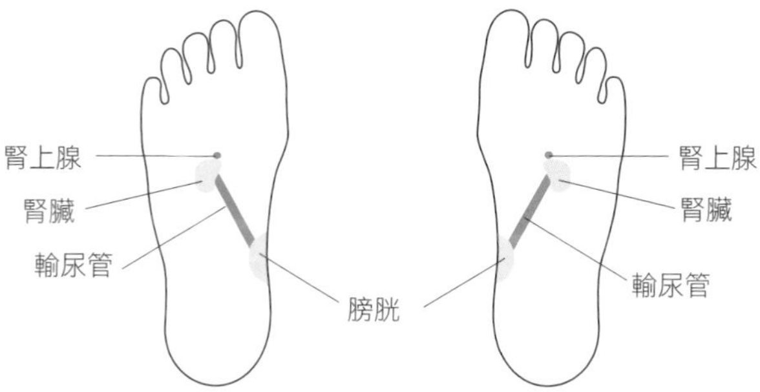

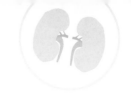

和紅血球就會消失。此種腎俞穴的穴道療法比起藥物有著更不可思議的效果，自古即為許多人所知。

- 灸術以外的穴道療法，還有肝俞穴、志室穴（離第二腰椎兩側約四指橫寬的地方，左右各一）的穴道療法。以兩手大拇指指腹抓住穴道，最初輕按，再逐漸加強。以「一、二」的節奏重複此項動作，持續五至十分鐘稍後微休息一下。如果每天上午、下午持續做兩次，不久體力就會慢慢恢復。

- 按摩三陰交穴（足內踝上三寸，約手掌伸直

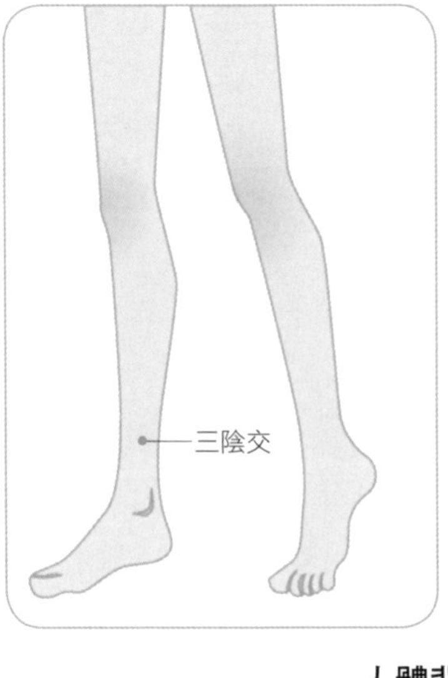

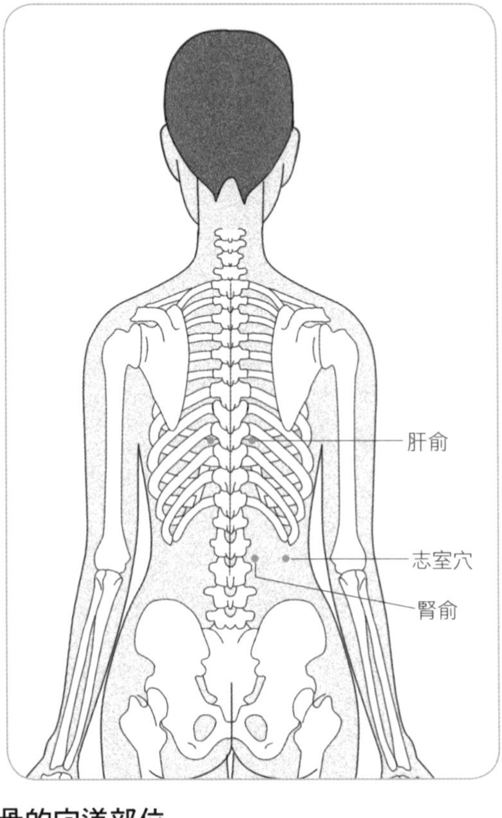

人體背骨的穴道部位

併隴四指幅，脛骨後緣），可消除腳部的寒氣，目的是調節體內的循環機能。

- 對腎臟病的急性症狀有效的穴道療法，為水泉療法。治療方法是以左右兩手的大拇指指腹按摩內側腳踝的後下方，在太谿穴下約三公分的地方，正確的名稱為少陰腎經之郤，輕重均勻重複十分鐘。

對於出現身體發倦、眼睛微腫不舒服、稍微遠一點視線就模糊、下半身沉重等症狀者有效。

腳踝內側的周圍通常是許多重要穴道聚集的地方，特別是守護肝臟、腎臟、脾臟等穴道的中心地帶。

在人體的部位中，最重要的地方為腳踝、膝蓋、大腿和腰，當身體不適時，按摩此些部位，疼痛也大致會出現在上述位置。

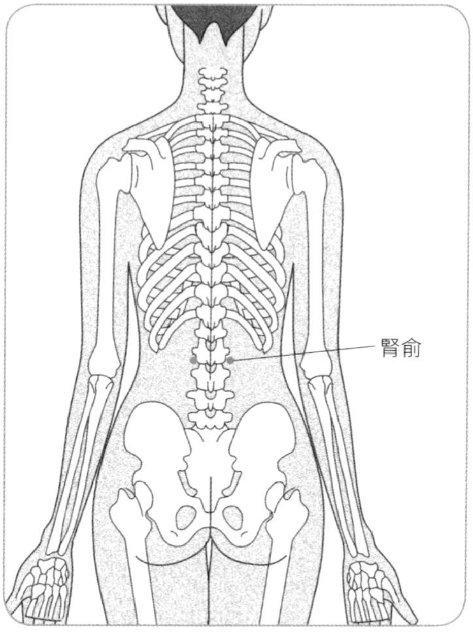

強化腎臟的穴道

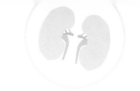

＊撫摸氣功療法

功效：對腎臟的強化很有幫助。

即使沒有腎臟病，強化腎臟功能也是必要的。

方法：

- 盤腿坐，將兩手掌貼在腰骨的上部，位於脊椎左右的腎俞穴上。
- 慢慢地吸氣，兩手慢慢地從腎俞穴往腰部撫摸。撫摸完畢的同時，慢慢地將剛剛吸進的氣吐出。慢慢地吸氣，撫摩腰部完後，慢慢地將氣吐出。這一連串的動作對強化腎臟有幫助。
- 重複此項動作約十次。然後，將左右手掌搭在一起，慢慢地撫摸下腹部。這項動作要做得非常緩慢，徹底地以緩慢為基本。急急忙忙地吸氣與吐氣，是違反氣功的原則。

由腎俞的反覆動作以五次為限，這項動作分上、下午兩次來做，撫摸時，最初要慢慢地上下做。

其次，以合左右兩手掌的「按壓」加強效果地重複做。每天要持續做有連鎖的此兩項強化法。由於穴道療法不會立刻出現效果，所以必須耐心地持續做。

以氣功法強化腎臟的穴道療法，當生命本來就有的「氣」的活力損耗時，就會生病，經常使「氣」順暢地流動，讓「氣」的通道乾淨，可治病，病狀便能康復。

而此「氣」的通道，叫做經絡。氣功法，是使經絡流通，給「氣」活力，是以強化、提高腎臟器官和腎機能為目標。

總之，手放在腎俞穴上，將「氣」送進，可使泌尿器官的功能旺盛，恢復腎臟的正常機能。而且，因腎俞是在有腎臟的場所的背部，所以更能期待效果。而慢慢地吸氣、吐氣的呼吸法，是讓為身體活力泉源的清新的「氣」在體內循環的作用。

*小指按摩

腎臟有過濾血液，將體內廢物製成尿排泄，並使血液中的水分經常保持一定的機能。如果腎機能發生毛病，不能過濾的血液中的水分，就滲出到血管外而積存在皮下組織的狀態，就會形成浮腫。

如果腎臟的某處有毛病或功能損壞，血液中的水分就會增加。如心臟不好，腳部便會出現浮腫，而小指出現浮

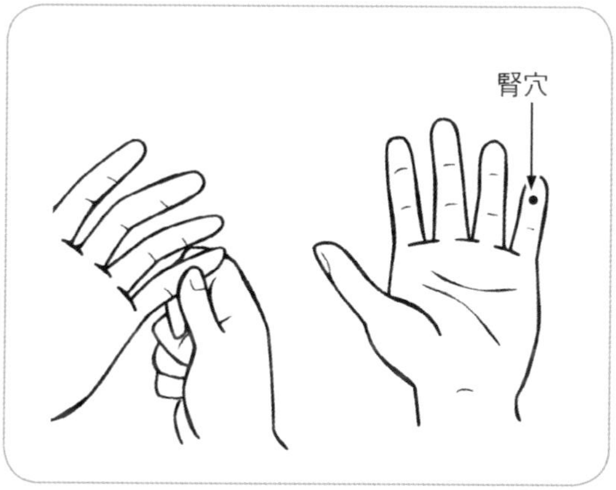

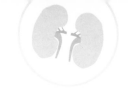

腫，則是腎臟變壞的徵兆。

功效：促進血液循環，有利尿作用。

方法：在小指第一關節的內側有條橫的皺紋，橫皺紋的中央就是所謂腎穴的穴道。

將大拇指放在小指的第一關節的地方，由指尖往手腕的方向，也就是說，將小指的血液像往心臟送回般地摩擦。右手的小指做完後，再換左手的小指。

小指的內側，也就是面向無名指的地方，有所謂民經的經絡通過，是經常有精神、活潑的生命體所需的「氣」的通道。在中醫學中，是作為與心臟腎臟關聯很深的臟器而受到重視。搓揉在小指腹側的腎穴，對改善腎臟的機能有幫助，也是能理解的。

但是，搓揉腎穴，即使會給予刺激，也不是僅以穴道為中心，應是摩擦小指的內側。來回仔細地摩擦五至十分鐘。在摩擦時，不久身體便會溫暖起來。摩擦小指，可使血液流動順暢，同時還可提高腎臟的功能，促進其正常的機能。如果也按摩腳的小指，效果會更高。

和手的小指一樣，揉搓腳的小指和小指的腎穴，可給予刺激。腳的小指因有腎經通過，所以摩擦手和腳兩方到變熱為止。

這種手腳小指的按摩法很簡單，只需以腎穴為中心按摩就可以。次數並沒有一定，如工作告一段落，稍事休息時，可先按摩小指；或在閒聊的餘暇時，也可隨手按摩小指；在搭車上班的車內坐著時，也是按摩的機會。

腎臟和血管會隨著氣溫的下降，很快收縮。這是因為往腎臟的血液流入量減少之故，所以在寒冷的冬天時，摩擦小指可使身體溫暖起來。血液循環不僅會轉好，排尿也會變順暢。利尿作用提高，也就是腎機能好轉的證據。

＊按摩足部

功效：保護腎臟不怕冷。

方法：

足部，有六條與人體重要臟器相通的穴道。在兩腳膝上約十五公分，比腳的內側微後

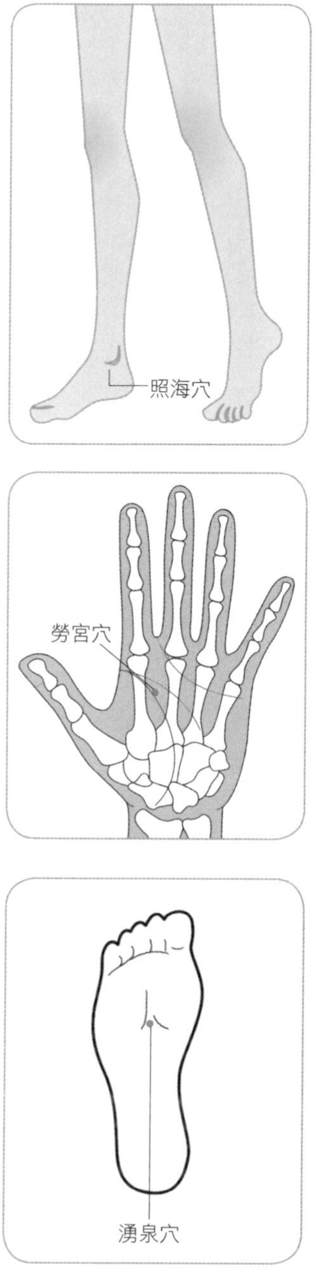

保護足部不怕冷的十分鐘按摩

的地方，有稱為腎經的經絡通過。腎經一直向下走，從腳踝的後方到腳底。血行如果良好，腎機能也變旺盛，能正常地運用。因此刺激腎經，就是按摩足部：

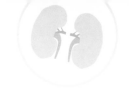

- 將腳趾往前方彎曲，在腳掌的前面會有個凹處，此凹處稱為湧泉穴。把右手的大拇指用力按在右腳的湧泉穴，其他的四根手指像壓著腳背般地抓牢。
- 在左手的中指和無名指之間，也就是在感情線和智慧線的中心地帶，有勞宮穴，把此穴道放在右腳大拇指的背面，剩下的四指依舊伸直，左右同時按摩，約持續兩分鐘，可消除精神緊張。
- 以右手大拇指按摩右腳踝內側下方的照海穴，左手則放在右腳上湧泉穴，抓住腳背，依此狀態，慢慢地轉腳踝約四十至五十次。轉腳也兼指壓照海穴，可促進血行。
- 以兩手指隨意地按摩右腳五根腳趾。以壓、拉方式按摩二至三分鐘，重複此項動作。
- 用單手時可兩手像壓腳掌似地按摩且前後摩擦，持續約二至三分鐘。

針灸出免疫力

針灸治療具有增加身體抵抗力、緩和身體的緊張感、引起防禦反應與緩和痛感等效果。而腎臟病的針灸治療可適用於慢性腎炎、腎病症候群、腎結石、遊走腎等，當然並

人體背骨的穴道部位

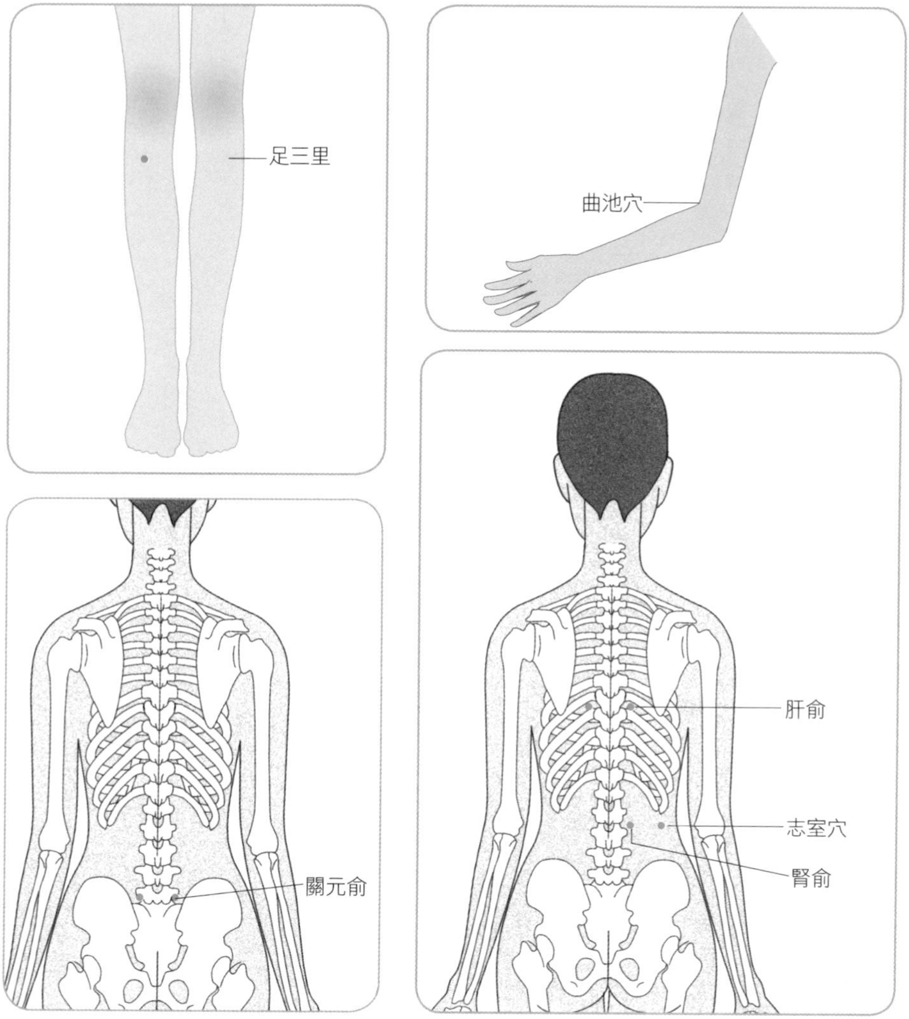

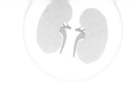

非針灸治療就能治癒應所有症狀，需另採納以現代醫學為首的中醫與飲食療法相輔助才有效。

許多慢性的腎臟病頭痛、失眠和疲勞等，針灸均能有一定的效果。針術，要接受專門醫師的扎針，灸術則可經專家的指導後，掌握施灸的穴道所在。

灸治的穴道，是依序由位於身體上的穴道施灸：

- 在一穴道灸治的火數，最初燃一壯大灸三壯。
- 灸治的時段，在早、午、晚中，選一方便的時間。
- 不需要每天灸，一週灸二至三次。
- 灸治的當天如果很累，翌日需節制斟酌減量，視情況而定。
- 晚間灸治，如有睡不著的情況發生，要改在早上或中午以前灸治。

有人會擔心灸治會過熱或怕留傷疤，但也有既不熱亦不用擔心留疤的灸治。例如，把薑和蒜切成薄片，置於穴道上，然後在上面放艾絨點火的方法，即使使以電灸和市售的灸也可。

但是，用穴為百會、肝俞、腎俞、志室、水分（約在肚臍上一寸）、關元（肚臍直下三寸，約四指寬處）、足三里（距脛骨前脊外側一橫指，屈膝或平臥取穴）與失眠點（腳底後跟中心）時，在以上的穴道各灸三狀半約半米粒的艾絨。

抑制高血壓的橡皮帶療法

高血壓分為二次性高血壓和原發性高血壓。二次性高血壓是因腎臟的異常而引起的，稱為腎性高血壓，可見於患急性腎炎、慢性腎炎、慢性腎盂腎炎、多發性囊腎、妊娠中毒症等。

原發性高血壓，體質遺傳的要素很大，原因還不清楚，通常為快到中年左右時，血壓逐漸升高，在健康檢查時才被發現的例子很多。

如果腎臟疾患能治療好，二次性高血壓便能恢復正常，但原發性高血壓，並沒有做為物理療法的決定性方法。

如果就此束手無策或罔置不顧二次性高血壓，最初雖不會出現特定的症狀，但一旦拖延，心臟、腦和腎臟的小動脈會逐漸硬化而引起惡化，其與原發性高血壓的共通點是，末稍的血行差，

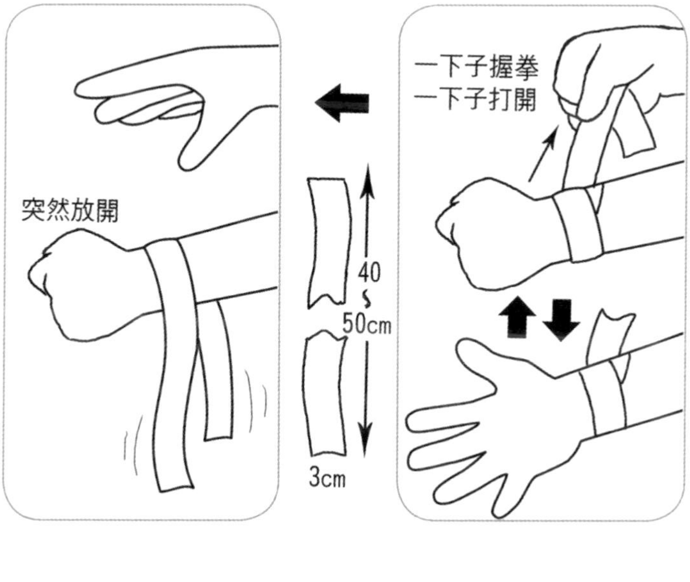

亦即手腳等往身體前端部分的血行流動不順暢，由心臟出發的血液，經動脈而流到身體各個角落，一般而言是很自然的事，但如果血流常常阻塞，為了使這種狀態恢復正常，心臟就必須更用力地將血液推送出來，結果導致血管內的壓力增高，血壓上升。因此，促使手腳末稍的血流順暢很重要。

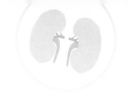

促進手腳末稍的血液循環方法，最簡易的即是用橡皮帶綁住手腕和腳踝十幾秒鐘，然後突然放開，持續重複此項動作，有降低高血壓的效果。原因是：

- 以橡皮帶緊綁住手腕和腳踝，手腳的血液會因被壓迫而一時停止。
- 因此，突然放開橡皮帶，被止住的血液就會有彈性地流到手腳，使末稍的神經擴張。
- 重複此項動作，血管的血流變順暢，血壓就下降。

作法：

- 準備四十至五十公分的帶狀橡皮繩，纏在手腕上，用空的手將兩端拉緊，手腕即勒緊。這時把纏著的手重複以握拳與張開的動作十次。
- 做完這項動作後，將橡皮帶的兩端有彈性地放開。
- 另一隻手腕也重複相同的動作。
- 腳踝大致也以和手腕相同的要領重複做。

一天重複刺激兩手手腕與腳踝約四至五次，上班前和下班後兩次，持續時間約十秒左右。若剛開始不習慣也可請家人幫忙。手腳可分別做，但盡量手腕做完後再做腳踝較好，且橡皮帶的用法要遵守1.的順序。

持續橡皮帶療法，最大血壓會降十五毫米汞柱左右，即使最小血壓也會下降好幾毫米汞柱，但如果零星地做，血壓會再度上升，所以務必持續力行到血壓穩定時才行。

刺激內臟的吐氣呼吸法

呼吸是生命的象徵，沒有呼吸就意味著死亡。呼吸一般是在無意識中進行的，但呼吸的方法也有好的呼吸和壞的呼吸。

無精打采的呼吸，呼吸非常淺，是壞呼吸；而胸部吸滿氣的深呼吸，雖屬於好的呼吸法之一，卻不是有效的呼吸法。因為胸部吸滿氣的呼吸法，做二或三次容易感到疲倦，而且往往會立刻回復到淺呼吸法。

最好的呼吸法不是將重點擺在吸氣，而是在於吐氣，要痛痛快快地吐氣、長長地吐氣，能使內臟活化。但是，如果不熟悉吸氣吐氣的節奏，光是長長地吐氣易感疲倦。

方法：

- 首先，吐氣吸氣，一分鐘要重複十次。由長長地吐氣，慢慢地吸氣開始。

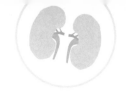

- 如果掌握了大致的訣竅，再來將右手掌輕放在劍突下，左手掌放在下腹部，上半身稍微前傾，用力地吐。能有效地將肺中的二氧化碳像擠出般地吐出，

以將積存在肺中的二氧化碳一口氣地排出體外的氣勢吐氣，做這種呼吸法，一分鐘等於做二十公升以上的呼吸法，可新陳代謝新的氧氣和二氧化碳。

這種呼吸法和以往的呼吸法的不同之處，是因上下橫隔膜能給予內臟器官刺激，因此也促進血行，各器官的功能也會跟著旺盛起來，故對腎臟病有很大的效能。而所謂壞的呼吸法，是沒力氣、軟弱、沒精神的呼吸，亦即普通一分鐘有八公升的呼吸量，由於一分鐘只有一公升以下，所以無法有精神、有力地呼吸。

吐氣的量如果少，吸氣的量也會少，新鮮氧氣的吸入和不必要的二氧化碳交換就無法順暢地進行。據說人體的細胞有六十兆個，如果吐和吸的呼吸失衡，就很難保持身體健康。運用腹部使勁將呼氣完全吐出也很重要。如為腎炎和腎病等病症，善用此種呼吸法，腎臟的血流量也會增加，微血管的血行也會變好，還能增進排尿的正常化和對細菌的抵抗力。

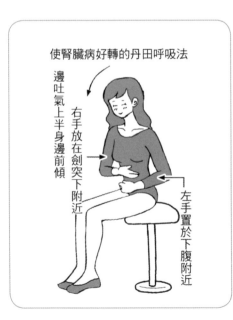

使腎臟病好轉的丹田呼吸法

邊吐氣上半身邊前傾
右手放在劍突下附近
左手置於下腹附近

跳韻律預防結石

腎結石，是因體內的鈣溶解結晶而形成的。溶解在尿中的鹽類、草酸鹽、炭酸鹽、尿酸鹽和磷酸鹽等，因附著在尿中的小有機物等上而變大、變硬，於是形成結晶的石頭所在，而有腎結石、輸尿管結石、膀胱結石和尿道結石等稱呼。

如果懷疑自己患有結石病症，有必要照X光確認大小與位置。如果結石在六公釐以下，可能會隨排尿時被排出。

結石小時，容易同輸尿管落到膀胱被排出，不能自然排出的結石，例如因腎盂腎炎而致的結石等，就必須動手術取出阻礙腎機能的結石。基本上多攝取水分，增加尿量，便能使結石排出，其他還有跳繩等方法，身體上下大幅跳動，使其排出。

去除結石的韻律體操法如下：

- 雙腳跳一分鐘，間隔十秒鐘，然後延長。
- 單腳跳也以和雙腳跳相同的要領進行。
- 把雙腳左右打開，曲膝，呈現雙膝張開的狀態。然後，用原姿勢立起上身，讓膝蓋上下屈伸。
- 把單腳向前伸，另一膝向後彎曲，上身向前緊靠前伸的腳。

●接著，將雙手雙腳貼在地板上，像四腳動物的姿勢。手肘伸直，雙手雙腳交互往前踏出，前進十步，退後十步。前後重複三至五次。如果感到不舒服，最初可做一次，其次二次，然後依序增加次數。如能有規律地持續此項動作，對去除結石頗有幫助。

●腳打開與肩同寬，舉起雙手，快速轉腰。持續做十次。

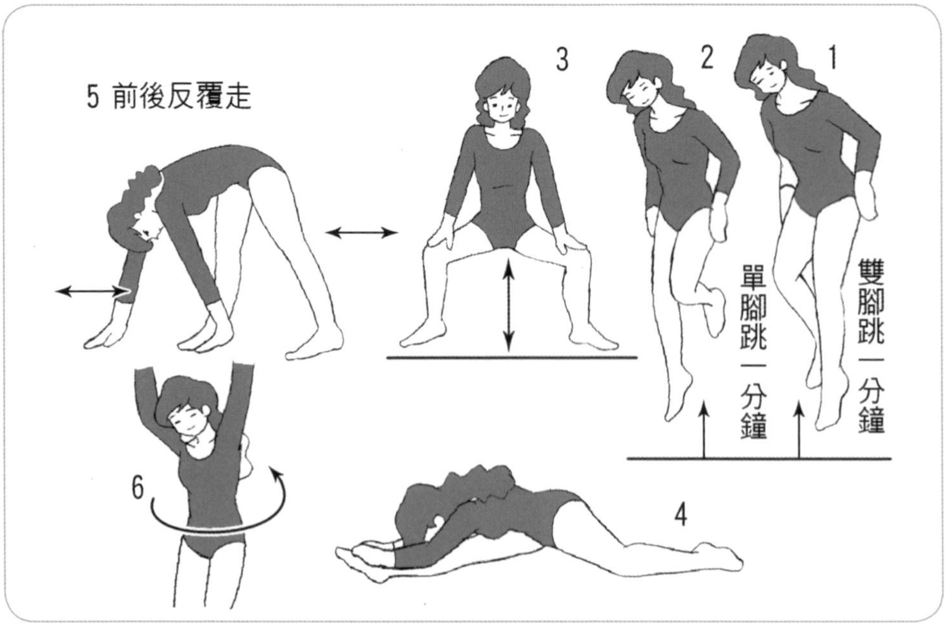

消除腎結石的應用體操

家庭應急護理法

＊慢性腎炎

慢性腎炎是一組病因不明、病情複雜、病理變化多樣的腎小球慢性疾病，其特點是病程長，發展慢，最後會出現腎功能衰竭。

臨床表現：臨床主要表現為倦怠乏力、頭痛、浮腫、高血壓、氮質血症、尿少及晚期尿毒症狀等。

家庭應急護理：

- 慢性腎炎急性發作時，應臥床休息，待肉眼可見血尿消失、浮腫消褪、血壓恢復正常後，才可逐漸下床活動。
- 應限鹽或忌鹽，每日攝入氯化鈉量應少於二公克，另外應採低蛋白、高糖飲食。
- 浮腫明顯時，可適當給予利尿藥物。
- 高血壓患者若經限鹽、限水、利尿後仍高者，可選用降壓藥物，如利血平〇．二五毫公克，每日三次等。
- 可試用抗凝劑及血小板解聚藥物如潘生丁七十五至一百毫公克，每日三次，四週為一

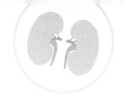

療程，間隔七至十日，可重複使用，總療程為三至六個月。

- 併發心衰時，立即送往醫院搶救。

＊急性腎盂腎炎

急性腎盂腎炎是指腎盂粘膜及腎實質的急性感染性疾病，主要是大腸桿菌的感染，此外還有變形桿菌、葡萄球菌、糞鏈球菌及綠膿桿菌等引起。

臨床表現：突然發病、畏寒、發熱、頭痛、腰痛，伴隨噁心、嘔吐、厭食、腹脹等症狀，如伴隨出現有膀胱炎時，會有尿頻、尿急、尿痛等情形發生，偶有血尿。

家庭應急護理：

- 臥床休息，忌食刺激性食物，多飲水，每天保持尿量在一千五百至兩千毫升，以利於排毒。
- 口服諾氟沙星（Norfloxacin）〇．一公克，每日三次。
- 有排尿困難、尿痛者，可配合醫師的處方適當給予碳酸氫鈉、阿托品或顛茄合劑等。
- 高熱者可採用物理降溫或給予少量解熱藥物。

＊慢性腎功能衰竭

慢性腎功能衰竭又稱尿毒症，是由多種原因引起腎臟慢性損害而導致腎臟功能衰竭。

臨床上主要表現為少尿期、無尿期、氮質血症期及尿毒症期症狀，常因心力衰竭而死亡。

臨床表現：早期主要表現為嚴重貧血、倦怠、乏力、厭食、噁心、嘔吐、精神萎靡、嗜睡、注意力不集中等；晚期則有煩躁不安、譫妄、逐漸進入昏迷，此外還伴隨有全身性的改變，例如：

- 酸中毒表現如呼吸深大且快。
- 皮膚有搔癢、白色尿素霜沉著改變。
- 皮膚、口腔及鼻腔粘膜可有出血。
- 心包炎。
- 有高血壓、心律紊亂及心力衰竭和嚴重肺水腫表現。
- 腎性骨營養不良及鈣代謝障礙改變。

家庭應急護理：

- 臥床休息。
- 高血壓、水腫時，應禁鹽。
- 嚴重嘔吐時，可口服胃複安十毫公克，每日三次。
- 煩躁不安、驚厥時，可口服安定五毫公克，每日三次。
- 高血壓時可選用雙氫公克尿塞（Hydrochlorothiazide）約二十五毫公克，每日三次，或心得安（Propranolol）十至四十毫公克，每日四次，降低血壓不宜過猛，以防腎功能進一步惡化，一般降至二十一．三kPa（九十mmHg）左右即可。

• 若併發急性心力衰竭時，應儘早送醫院治療。

＊急性腎炎

急性腎炎是指一種繼發於乙型溶血性鏈球菌感染，所引起的腎小球變態反應性疾病，多發生於兒童及青年，臨床表現為浮腫、血壓升高、血尿、少尿，少數則會出現腎功能衰竭等症狀。

臨床表現：晨起臉部浮腫，嚴重者會波及全身，常伴有少尿或鏡下血尿、血壓升高。

家庭應急護理：

• 絕對要臥床休息，待血尿消失、水腫消褪、血壓恢復正常、血肌酐正常後，逐漸增加活動量。

• 有水腫、高血壓時應嚴格忌鹽，待血壓恢復正常、水腫消褪後可少鹽飲食。

• 飲水量不必嚴格限制，但不應多飲水。

• 蛋白質攝入量應每日按一公克／公斤體重給予，氮質血症時每日給予高品質動物蛋白二十公克。

• 可口服雙氫公克尿塞、利血平等以利尿、降壓。

• 出現嚴重併發症時應迅速送往醫院救治。

＊腎病症候群

腎病症候群是由多種病因引起的以大量蛋白尿、低蛋白血症、水腫、高脂血症等為特點的一組臨床症候群。

臨床表現：為全身浮腫、高血壓、大量蛋白尿、低蛋白血症、高脂血症及消化道症狀如食欲不振、噁心嘔吐、腹痛、腹瀉、腹脹等。

家庭應急護理：

- 應臥床休息，待水腫消褪，血壓恢復正常後，即可逐漸恢復正常活動。
- 嚴格限制鈉的攝入，每日攝氯化鈉量應在二公克以下。
- 給予高蛋白、高熱量飲食。
- 對皮質激素反應良好者，一般不用利尿劑，對激素無效、水腫不能完全消退時，可用雙氫氯公克尿塞二十五至五十毫公克，每日三次，加安體舒通二十至四十毫公克，每日三次，或加氨苯蝶啶五十至一百毫公克，每日三次。
- 皮質激素可使用強的松（Decadron），強的松每日三十至六十毫公克，分三次口服。
- 皮質激素應用無效時，可使用免疫抑制劑如環磷胺每日一百五十至二百毫公克，分二至三次口服。

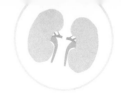

＊急性腎功能衰竭

急性腎功能衰竭是指一類由多種原因引起的腎功能損害而導致血中尿素氮、肌酐升高及水電解質紊亂的急性尿毒症症候群。

臨床表現：突然發生少尿，每日尿量少於四百毫升，並伴有噁心嘔吐、嗜睡、水腫、血壓升高及血尿、蛋白尿等，常伴有心衰、休克等嚴重併發症。

家庭應急護理：

- 臥床休息注意保暖，防止受涼。
- 低鹽、低蛋白、高熱量及多維生素飲食。
- 神志不清及抽搐者，應儘快請專人護理。
- 急性心衰及水腫者，順取端坐位，雙下肢下垂或半臥位，可輪流結紮肢體，減少回心血量，減輕心衰作用。
- 經上述緊急處理後，應儘早送醫院進一步診治。

＊血透病人的家庭護理

血液透析療法是指用人工方法通過透析器透析液，使血液得到淨化的一種血液淨化療法，以幫助可逆性尿毒症度過危險期，維持終末期尿毒症者生命，或為腎移植作準備。

血透病人主要為慢性腎功能不全尿毒症，病人要長期進行血透治療，靠血透維持生命，對患者的護理尤為重要。

- 保持四肢皮下動、靜脈吻合，隨時為血透作準備，臨床上內部感染影響血透時有發生，值得重視：
  (1)注意傷口，免受生水浸泡，一旦紗布潮濕，必須及時更換。
  (2)注意保護動、靜脈避免受損傷，一旦流血，必須即刻到醫院處理，千萬不能自己處理。
- 注意觀察食欲、體溫、皮膚黃染等情況，防止在血透中感染上瘧疾、病毒性肝炎、愛滋病等。若有可疑症狀體症出現，需及時到醫院檢查瘧原蟲、肝功能、HBsAG及HIV測定，以便及時發現，及時治療。
- 觀察血透療效，定期複查腎功能、血常規。
- 避免使用腎毒性藥物，如卡那黴素、紫蘇黴素、見大黴素、黏菌素、利福平、新黴素、頭孢菌素II、諾酮類抗生素等。
- 避免受涼，預防感冒，避免引起嚴重感染，積極處理感染性休克。
- 必要時給予B型肝炎疫苗預防注射。

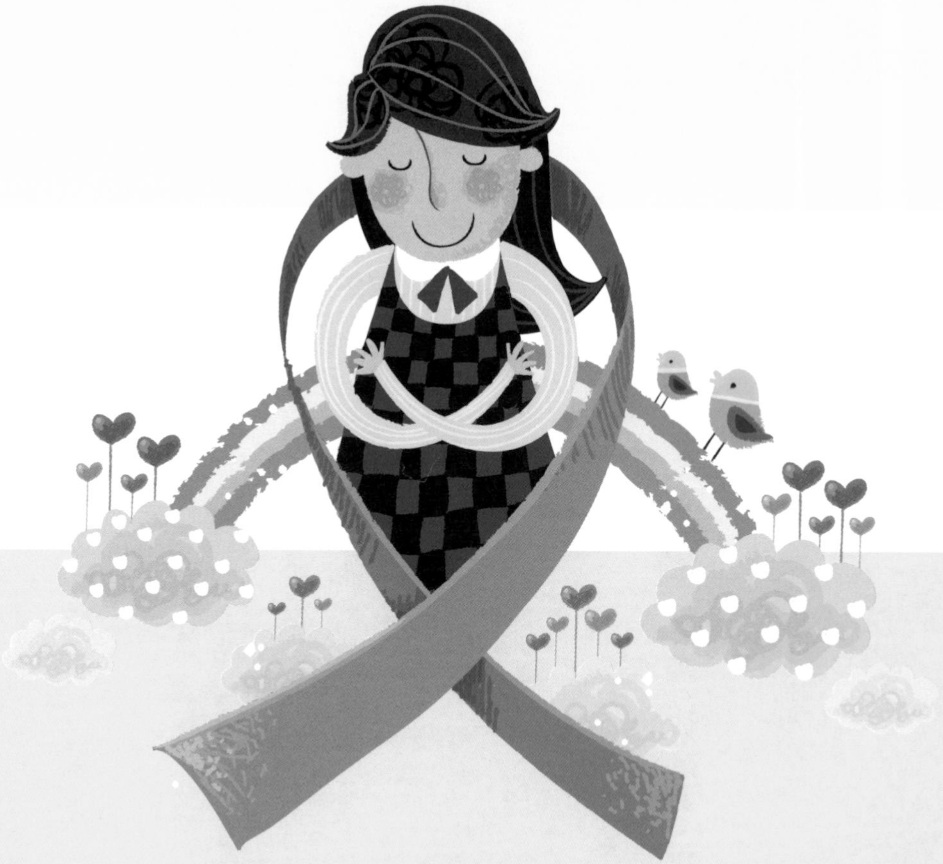

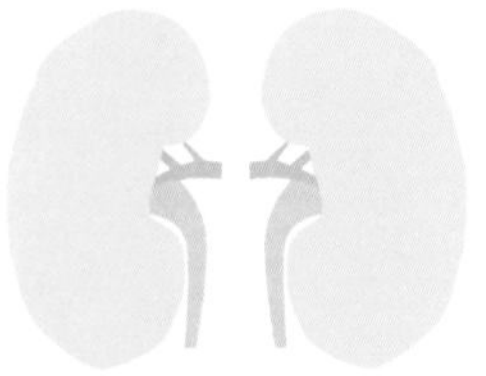

Special

好好養護你的腎，青春不老

維持青春，慢老的生活從養腎開始。
腎不好，則無法邁向未來的生活，
簡單的養腎方法，保養腎臟最有利。

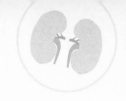

＊腎臟病的預防方法

預防腎臟病的方法如下：

- 增強機體免疫力。
- 經常運動如太極拳、健身操等，並避免過度疲勞和睡眠不足，可防止外感病毒的侵入。所謂感冒是萬病之源，急性腎炎有許多是因感冒而併發的。當我們天真地認為它不過是個小感冒時，很有可能會變成非常嚴重的事。
- 多加重視各種感染病症與慢性病的治療。
- 避免使用腎毒性藥物。
- 及早發現疾病，及時治療，控制病情發展，避免和預防各種併發症。
- 避免各種可能的誘發因素，切勿不要暴飲暴食。

＊腎臟病的關鍵注意要項

多種慢性腎臟疾病可能使腎實質受到破壞，導致腎功能衰竭。如果能注意下述方面，可延緩腎功能衰竭：

保持良好的情緒

情緒好壞對疾病有很大的影響。如能具備良好的心態，面對疾病，樹立戰勝病魔的決心，便是治癒腎臟病的第一步。俗話說「哀莫大於心死」，倘若病患自己都缺乏信心並放棄治療的機，即使是神醫也無法妙手回春。科學研究指出，情緒不同，對人體的影響也迥異。心情豁達、充實、坦蕩，則能幸福、安定並健康長壽，反之則不然。腎臟病患如果心情不好，中醫的理解為氣機不暢，則易氣滯血瘀，免疫功能下降，必然易加重病情。因此在日常生活中要善於理智地控制自己的情緒，保持愉快的心境，必要時將積鬱宣洩出來。更重要的是加強自我修養，多聽輕音樂，練練書法等，保持身心平靜。

積極治療原發病

凡能引起腎臟器質性改變的全身性疾病或局部病變，最終都會導致慢性腎功能衰竭。會引起慢性腎功能衰竭最常見的是慢性腎小球腎炎，約占百分之六十五。原發病如能治療妥當，腎功能可望得到改善。

切勿輕忽感冒

感冒屬全身性疾病，會使免疫功能降低，常易繼發其他感染；並且，病原菌在體內引起免疫反應形成抗原抗體複合物，沉積在腎小球加重原發病損害。資料顯示，感冒容易使將近百分之四十的慢性腎炎症狀加重。故在日常生活中當要重視預防感冒。

預防感染

腎炎、腎臟病多為鏈球菌感染而誘發的免疫反應所致的疾病，同時感染又會加重腎臟病病情。因此，預防感染對治療腎臟病也是重要的一環。一般而言，上呼吸道感染（如感冒、扁桃腺炎、咽喉炎等）、皮膚感染（癤瘡等）、口腔感

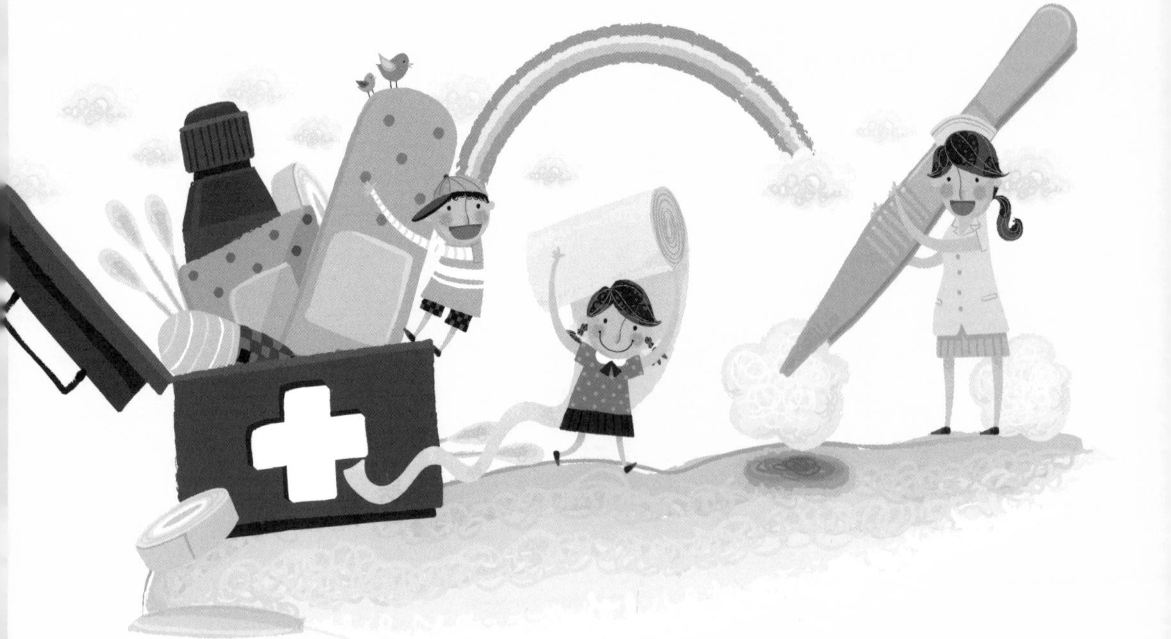

染（牙周炎等）及泌尿系統感染等，最易加重腎臟病尿毒症。所以，平時要適時增減衣服、講究衛生（刷牙、清洗外陰、洗澡等）以避免感染的發生，一旦發生感染，應儘快控制，不可以掉以輕心，但注意禁用腎毒性藥物。

此外，預防猩紅熱的發生也很重要。猩紅熱的病原體和急性腎小球腎炎相同，均為溶血性鏈球菌。因此得了猩紅熱後務必及時治療，才能避免損傷腎臟。得猩紅熱後十至十四天，一定要行尿液檢查，以便及早發現腎臟是否受累。

亦需預防傳染性肝炎特別是B型肝炎，容易併發腎炎。因此，如患B型肝炎務必同時檢查尿液，患了腎炎也要檢查肝功能。平時就要注意飲食衛生，與肝炎患者及病原攜帶者有密切接觸者，要及早注射B肝疫苗預防。

高血壓、糖尿病、高脂血症患者用藥需留意

高血壓、糖尿病、高脂血症患者需持續用藥，以保持血壓穩定與血糖、血脂正常，但需服用對腎臟無害的藥物，如洛丁新、牛黃清腦膠囊、糖適平、糖泰膠囊等，高血壓腎損害時應盡量避免用ACEI類降壓藥，高脂血症避免用他汀類。感染後應用對腎臟無損害的抗生素，如先鋒六號等。

．注意休息

一般而言，人勞累後（亦包括性生活不節制所引起的勞累），體內代謝物增多，易增加腎臟工作量，對腎臟病患者不利。故宜避免過勞，適當休息有利腎功能恢復。

．注意補充營養

慢性腎臟病患普遍營養不良，因而在飲食上宜特別調整，補充足夠熱量，以雞蛋、牛奶、瘦肉等優質蛋白，富含維生素的新鮮蔬菜等食物為宜，適量即可，並避免吃狗肉、蝦與螃蟹等可能造成機體過敏的異種蛋白，同時應忌菸禁酒。

．節制房事

中醫認為，腎為先天之本，生命之源。腎精充實則元氣旺、腦海充（身體健壯、大腦聰穎）。反之，則元氣虛、腦海空（身體虛弱、抗病力下降、大腦反應遲鈍）。房事過頻易傷腎精而致腎虧，所以對腎臟病患者而言，房事應節制，這對疾病的康復有好處。

．忌菸禁酒

菸草中含有大量的尼古丁，會使小血管痙攣收縮，促使動脈硬化，使內臟供血減少。吸菸患者，因腎血流減少，腎動脈痙攣收縮或硬化，而使血壓難以控制良好，易加重病情；其次，吸菸會損傷上呼吸道及肺部，使腎臟病患者較易感冒，誘發肺炎，一旦氣管及肺部受到感染，又會加重腎臟病，所以最好戒菸。

白酒含有大量酒精，因酒精能刺激大腦中樞，使血管收縮，血壓升高，尤其腎臟病患者血壓更易升高，故最好禁飲白酒；啤酒、葡萄酒儘管酒精濃度較白酒低，也宜少飲；米酒、黃酒因酒精含量少，又有一定的通血脈作用，故可少量飲用（一般每次二十至三十毫升，每天一次）。

• 謹慎用藥

吃過多藥物，容易對腎臟有傷害作用，因此要謹慎用藥，如必要時一定要服藥，對於有腎毒性的藥物，要嚴慎觀察自己的尿液和腎功能變化。

國家圖書館出版品預行編目資料

跟著醫生學養腎 / 李曉東著. -- 初版. -- 新北市 : 養沛文化館, 2013.02
面；　公分. -- (SMART LIVING養身健康觀 ; 63)
ISBN 978-986-6247-64-4(平裝)

1.腎臟疾病 2.保健常識
415.81　　102000982

【SMART LIVING 養身健康觀】68

跟著醫師學養腎

作　　者／李曉東
發 行 人／詹慶和
總 編 輯／蔡麗玲
執行編輯／林昱彤
編　　輯／蔡毓玲・劉蕙寧・詹凱雲・黃璟安・陳姿伶
繪　　圖／Magi Cat
執行美術／周盈汝
美術編輯／陳麗娜・李盈儀
出 版 者／養沛文化館
郵政劃撥帳號／18225950
戶名／雅書堂文化事業有限公司
地址／新北市板橋區板新路206號3樓
電子信箱／elegant.books@msa.hinet.net
電話／(02)8952-4078
傳真／(02)8952-4084

2013年9月初版一刷　定價 250 元

總經銷／朝日文化事業有限公司
進退貨地址／新北市中和區橋安街15巷1號7樓
電話／（02）2249-7714　傳真／（02）2249-8715
星馬地區總代理：諾文文化事業私人有限公司
新加坡／Novum Organum Publishing House (Pte) Ltd.
20 Old Toh Tuck Road, Singapore 597655.
TEL： 65-6462-6141　FAX：65-6469-4043
馬來西亞／Novum Organum Publishing House (M) Sdn. Bhd.
No. 8, Jalan 7/118B, Desa Tun Razak, 56000 Kuala Lumpur, Malaysia
TEL：603-9179-6333　FAX：603-9179-6060

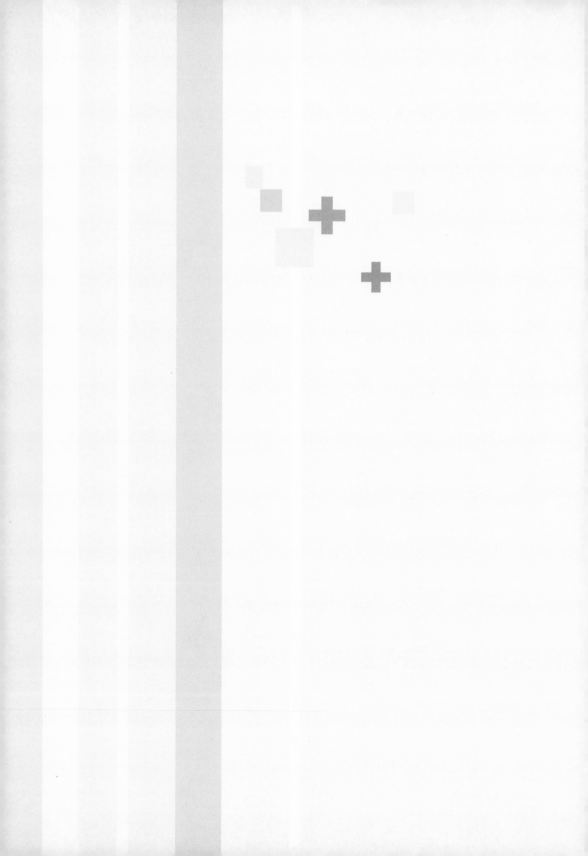